临床异常心电图病例解析

主　编　杨平珍
副主编　宋旭东　张秀丽

LINCHUANG YICHANG
XINDIANTU BINGLI JIEXI

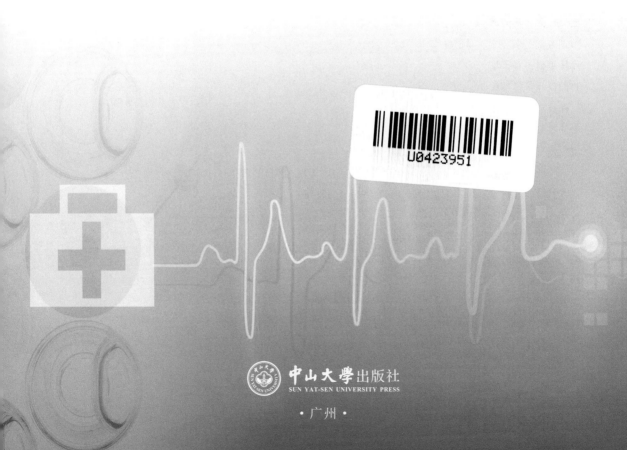

中山大学出版社
·广州·

版权所有　翻印必究

图书在版编目（CIP）数据

临床异常心电图病例解析/杨平珍主编. —广州：中山大学出版社，2021.7
ISBN 978-7-306-07176-7

Ⅰ. ①临… Ⅱ. ①杨… Ⅲ. ①心电图—病案—分析 Ⅳ. ①R540.4

中国版本图书馆 CIP 数据核字（2021）第 060250 号

LINCHUANG YICHANG XINDIANTU BINGLI JIEXI

出 版 人：	王天琪
策划编辑：	李　文　邓子华
责任编辑：	邓子华
封面设计：	曾　斌
责任校对：	梁嘉璐
责任技编：	何雅涛
出版发行：	中山大学出版社
电　　话：	编辑部 020-84110283，84113349，84111997，84110779，84110776
	发行部 020-84111998，84111981，84111160
地　　址：	广州市新港西路 135 号
邮　　编：	510275　传　真：020-84036565
网　　址：	http://www.zsup.com.cn　E-mail: zdcbs@mail.sysu.edu.cn
印 刷 者：	广州市友盛彩印有限公司
规　　格：	787mm×1092mm　1/16　11.75 印张　280 千字
版次印次：	2021 年 7 月第 1 版　2021 年 7 月第 1 次印刷
定　　价：	58.00 元

如发现本书因印装质量影响阅读，请与出版社发行部联系调换

本书编委会

主　编　杨平珍
副主编　宋旭东　张秀丽
编　委（按姓氏笔画排序）
马跃东　中山大学附属第一医院
王月刚　南方医科大学南方医院
王礼春　中山大学附属第一医院
王先宝　南方医科大学珠江医院
邓志华　中山市人民医院
邓金龙　广西壮族自治区人民医院
刘　磊　南方医科大学珠江医院
阮志敏　昆明医科大学第二附属医院
杜作义　广州市荔湾中心医院
李　丽　广州市红十字会医院
李　腾　中国医学科学院阜外医院深圳医院（深圳孙逸仙心血管病医院）
李公信　南方医科大学珠江医院
李文杰　广州医科大学附属第三医院
李国强　广州医科大学附属第二医院
李晋新　广东省中医院
肖　华　南方医科大学珠江医院
吴宏超　南方医科大学珠江医院
宋旭东　南方医科大学珠江医院
张秀丽　南方医科大学珠江医院
陈爱兰　广州医科大学附属第一医院
陈漠水　海口市人民医院
周　滔　南方医科大学第三附属医院
夏小杰　深圳大学第一附属医院
郭　军　暨南大学附属第一医院
黄兴福　南方医科大学南方医院
彭　澍　暨南大学附属珠海医院
曾智桓　广东药科大学附属第一医院
谢启应　中南大学湘雅医院
黎海文　贵州省人民医院

前　言

心脏的每个心动周期所产生的电活动变化通过体表导联记录下来而生成的图像即为心电图。从心脏电活动的发现到心电图的创造经历了漫长的历史过程。1842 年，法国科学家 Mattencci 率先发现心脏电活动。30 年后，Muirhead 成功将其记录下来。1885 年，荷兰生理学家 Einthoven 利用毛细静电计第 1 次从体表记录了心脏电活动的波形。25 年后，Einthoven 将毛细静电计改进成弦线电流计。1924 年，Einthoven 因此获得诺贝尔医学生物学奖。由此开创了体表心电图记录的历史。

除心脏本身激动异常外，心脏结构异常、先天性离子通道异常、激素分泌异常、电解质紊乱及药物中毒等均可影响心脏电活动，从而表现为异常心电图。因此，在临床实践中，异常心电图能够指导医务工作者进一步探究心脏乃至整个机体的病理状态。心脏的激动有赖于传导系统和心肌细胞的参与。掌握心脏传导系统的解剖构成是理解心电图的基础。

心脏传导系统是由参与正常心电激动形成与传导的特殊心肌组成，包括窦房结、结间束、房室结、希氏束、左右束支和浦肯野纤维网。窦房结是心脏正常窦性心律的起搏点，位于上腔静脉入口与右房后壁的交界处；结间束连接着窦房结与房室结，分为前、中、后共 3 束；希氏束为索状结构，行走于室间隔嵴上，然后分为左右束支，其终末部延伸为树枝状分布的浦肯野纤维网。激动在窦房结形成后，随即由结间通道和普通心房肌传递，抵达房室结及左心房；但其在房室结内传导速度极为缓慢，抵达希氏束后传导再次加速；束支与浦肯野纤维的传导速度均极为快捷，使全部心室肌几乎同时激活；最后激动抵达心外膜，完成一次心动周期。心脏传导系统接受迷走和交感神经支配。

心脏激动的频率、节律、起源部位、传导速度或次序出现异常即为心律失常，依据其产生原理不同，可分为激动形成异常和激动传导异常两大类。

1. 激动形成异常

一般情况下，窦房结发放激动的频率会根据机体病理生理状态的改变而变化，出现窦性心动过速、窦性心动过缓或窦性心律不齐。当窦房结功能异常时，其下位的传导束、心房肌或心室肌细胞将会代偿，出现被动异位心律，如房性逸搏心律、交界性逸搏心律或室性逸搏心律。病理状态（如心肌缺血、药物、电解质紊乱、儿茶酚胺增多等）下，心房、心室肌细胞的自律性异常增高而形成各种快速性心律失常，即为主动异位心律，如房/室性期前收缩、房/室性心动过速、心房/室扑动或心房/室颤动。触发活动是指心房、心室与希氏束 - 浦肯野组织在动作电位后产生除极活动，被称为后除极；当后除极的振幅增高达到阈值，便可引起反复激动，持续的反复激动即构成快速性心律失常。

2. 激动传导异常

窦房结发放激动，经过传导系统各组成部分逐级传导至心室肌细胞，从而形成一个心动周期。传导系统各组成部分由于病理改变造成功能异常时出现的传导阻滞被称为病理性传导阻滞或传导障碍；激动传导至某处心肌，如适逢生理性不应期，可形成生理性阻滞或干扰现象。房室结-希氏束系统是连接心房和心室唯一的通路，二尖瓣环和三尖瓣环构成了两者之间的天然屏障，房室依次收缩，从而保证了心脏的有效收缩。先天发育异常时，房室之间可存在插入性心肌，形成额外的房室通路，这被称为房室旁路；房室旁路的不应期比房室结短，当激动遭遇房室结不应期时可通过旁路前传，从而引发心动过速。折返是快速心律失常的最常见发生机制，其产生的基本条件是传导异常心脏两个或多个部位的传导性与不应期各不相同，相互连接形成一个闭合环：其中的一条通道发生单向传导阻滞；另一条通道传导缓慢，使原先发生阻滞的通道有足够时间恢复兴奋性，原先阻滞的通道再次激动，从而完成一次折返激动。冲动在环内反复循环，产生持续而快速的心律失常。

本书收集并整理一系列临床异常心电图，共分为五编，内容涵盖激动起源、传导异常、心肌缺血或心肌梗死、心脏结构异常、电解质紊乱、药物中毒和起搏功能异常。书中收录了各类典型心电图，编者创造性地结合心腔内电图或冠状动脉造影结果，详尽地阐述异常心电图的图形特点，使读者对各种病理状态下的心电图特点有直观和深入的理解，能够从容应对临床上各种常见的心律失常。

杨平珍
2021 年 5 月 8 日

目 录

第一编 激动起源异常心电图病例解析

第一章 室上性心律失常心电图病例解析 …………………………………………… 1
第一节 窦性心律失常心电图病例解析 …………………………………………… 1
一、窦性心动过速心电图病例解析 …………………………………………… 1
二、窦性心律不齐心电图病例解析 …………………………………………… 4
三、窦房结内游走心律心电图病例解析 ……………………………………… 6
第二节 房性心律失常心电图病例解析 …………………………………………… 7
一、典型心房扑动心电图病例解析 …………………………………………… 7
二、非典型心房扑动心电图病例解析 ………………………………………… 10
三、先天性心脏病外科术后相关的房性心动过速（心房扑动）心电图
病例解析 ……………………………………………………………………… 13
第三节 交界性心律失常心电图病例解析 ………………………………………… 17
一、交界性逸搏心电图病例解析 ……………………………………………… 17
二、交界性心动过速心电图病例解析 ………………………………………… 18
三、持续性交界区反复性心动过速心电图病例解析 ………………………… 21
第四节 阵发性室上性心动过速心电图病例解析 ………………………………… 24
一、房室结折返性心动过速心电图病例解析 ………………………………… 24
二、房室折返性心动过速心电图病例解析 …………………………………… 26
（一）右侧旁道参与房室折返性心动过速心电图病例解析 ………… 26
（二）左侧旁道参与房室折返性心动过速心电图病例解析 ………… 31
（三）隐匿性房室旁道并房室折返性心动过速心电图病例解析 …… 34
（四）间隔旁道参与房室折返性心动过速心电图病例解析 ………… 39
（五）旁道前传参与房室折返性心动过速心电图病例解析 ………… 46

第二章 室性心律失常心电图病例解析 …………………………………………… 52
第一节 特发性室性期前收缩、室性心动过速心电图病例解析 ………………… 52
一、右心室流出道室性期前收缩、室性心动过速心电图病例解析 ………… 52
二、左心室流出道室性期前收缩、室性心动过速心电图病例解析 ………… 54
（一）左冠状窦（LCC）室性期前收缩、室性心动过速心电图病例

　　　　　解析 ……………………………………………………………………………… 54
　　　（二）右冠状窦（RCC）室性期前收缩、室性心动过速心电图病例
　　　　　解析 ……………………………………………………………………………… 59
　　　（三）左冠状窦与右冠状窦交界区（LCC-RCC）室性期前收缩、室性心
　　　　　动过速心电图病例解析 ………………………………………………………… 63
　　　（四）主动脉瓣与二尖瓣交界区（AMC）室性期前收缩、室性心动过速
　　　　　心电图病例解析 ………………………………………………………………… 65
　　　（五）心大静脉/前室间静脉（GCV/AIV）室性期前收缩、室性心动过速
　　　　　心电图病例解析 ………………………………………………………………… 67
　　三、三尖瓣环室性期前收缩、室性心动过速心电图病例解析 ……………………… 70
　　四、调节束室性期前收缩、室性心动过速心电图病例解析 ………………………… 77
　　五、左前分支性室性期前收缩、室性心动过速心电图病例解析 …………………… 83
　　六、左后分支性室性期前收缩、室性心动过速心电图病例解析 …………………… 87
　第二节　器质性心脏病室性心律失常心电图病例解析 ………………………………… 90
　　一、缺血性心肌病室性心律失常心电图病例解析 …………………………………… 90
　　二、扩张性心肌病室性心律失常心电图病例解析 …………………………………… 94
　　三、致心律失常性右心室心肌病室性心律失常心电图病例解析 …………………… 98
　　四、先天性心脏病合并室性心律失常心电图病例解析 ……………………………… 101
　　五、遗传性离子通道病的室性心律失常心电图病例解析 …………………………… 102
　　　（一）早期复极综合征心电图病例解析 …………………………………………… 102
　　　（二）儿茶酚胺诱导的多形室性心动过速心电图病例解析 ……………………… 105
　　　（三）Brugada 综合征心电图病例解析 …………………………………………… 106

第二编　激动传导异常心电图病例解析

第三章　病理性传导阻滞心电图病例解析 …………………………………………… 109
　第一节　窦房传导阻滞心电图病例解析 ………………………………………………… 109
　　一、二度Ⅰ型窦房传导阻滞（文氏型）心电图病例解析 …………………………… 109
　　二、二度Ⅱ型窦房传导阻滞（莫氏型）心电图病例解析 …………………………… 110
　第二节　房室传导阻滞心电图病例解析 ………………………………………………… 112
　　一、二度Ⅰ型房室传导阻滞心电图病例解析 ………………………………………… 112
　　二、二度Ⅱ型房室传导阻滞心电图病例解析 ………………………………………… 113
　　三、三度房室传导阻滞心电图病例解析 ……………………………………………… 116
　第三节　室内传导阻滞心电图病例解析 ………………………………………………… 118
　　一、左束支传导阻滞（完全性、不完全性）心电图病例解析 ……………………… 118
　　　（一）完全性左束支传导阻滞心电图病例解析 …………………………………… 118

（二）不完全性右束支传导阻滞心电图病例解析 …………………………… 119
　二、右束支传导阻滞（完全性、不完全性）心电图病例解析 ……………………… 120
　　　（一）完全性右束支传导阻滞心电图病例解析 ……………………………… 120
　　　（二）不完全性右束支传导阻滞心电图病例解析 …………………………… 121
　三、完全性右束支传导阻滞并左后分支传导阻滞心电图病例解析 …………………… 121
　四、右束支传导阻滞并左后分支传导阻滞心电图病例解析 …………………………… 122
　五、三分支传导阻滞（完全性、不完全性）心电图病例解析 ………………………… 124

第三编　心肌缺血、心肌梗死心电图病例解析（结合 CAG 结果解析）

第四章　左主干心肌缺血、心肌梗死心电图病例解析 ……………………………… 126
第五章　前壁心肌缺血、心肌梗死心电图病例解析 ………………………………… 132
　第一节　前壁 ST 段抬高型心肌梗死心电图动态演变过程（缺血期、超急性期、急性期、陈旧期）心电图病例解析 …………………………………………… 132
　第二节　广泛前壁心肌缺血、心肌梗死心电图病例解析 …………………………… 140
　　一、前壁 ST 段抬高型心肌梗死心电图动态演变过程（缺血期、超急性期、急性期、陈旧期）病例解析 ………………………………………………… 140
　　二、前壁非 ST 段抬高型心肌梗死心电图动态演变过程（急性期、陈旧期）病例解析 ……………………………………………………………… 142

第四编　其他异常心电图病例解析

第六章　心房肥大心电图病例解析 …………………………………………………… 144
　第一节　左心房肥大心电图病例解析 …………………………………………… 144
　第二节　右心房肥大心电图病例解析 …………………………………………… 145
　第三节　左右心房肥大心电图病例解析 ………………………………………… 147
第七章　先天性心脏病法洛四联症心电图病例解析 ………………………………… 149
第八章　肺栓塞的心电图病例解析 …………………………………………………… 152
第九章　电解质紊乱心电图病例解析 ………………………………………………… 155
　第一节　高钾血症心电图病例解析 ……………………………………………… 155
第十章　药物对心电图的影响 ………………………………………………………… 158
　第一节　洋地黄效应心电图病例解析 …………………………………………… 158
　第二节　洋地黄中毒心电图病例解析 …………………………………………… 159
　　一、洋地黄中毒导致频发、多源的室性期前收缩 ……………………………… 159
　　二、在窦性心律的基础上，应用洋地黄后出现窦性停搏、逸搏心律 ………… 160

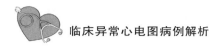

第五编　起搏器心电图基础理论介绍及病例解析

第十一章　起搏器心电图基础理论介绍及病例解析 163
　　一、起搏器概述 163
　　二、心脏起搏常用名词 163
　　三、起搏器的分类 163
　　四、单腔起搏器的时间周期 163
　　五、双腔起搏器间期 165
　　六、临床相关心电图病例解析 166
　　　　（一）病例1 166
　　　　（二）病例2 168
　　　　（三）病例3 170
　　　　（四）病例4 171

第一编 激动起源异常心电图病例解析

第一章 室上性心律失常心电图病例解析

第一节 窦性心律失常心电图病例解析

一、窦性心动过速心电图病例解析

【病史简介】男性患者，48岁，饮酒后出现心悸、乏力，持续数小时不能缓解，无胸痛、黑矇、晕厥。

【体格检查】心率为130次/分，心律齐，心音强。在各瓣膜听诊区未闻及病理性杂音。

心电图检查结果见图1-1。

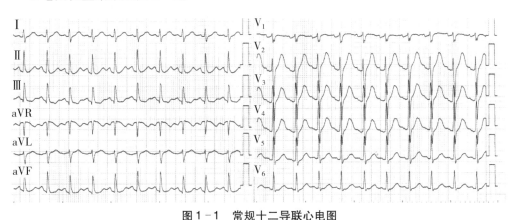

图1-1 常规十二导联心电图

1 体表十二导联心电图解析

（1）节律。窦性心律，节律规则。

（2）心率。计算相邻的PP间期或RR间期的差值。若差值小于0.12 s，则为心律齐。若心律齐，则运用公式：心率=60/PP间期或RR间期。

本心电图 PP 间期或 RR 间期为 0.46 s，60÷0.46=130，心率约为 130 次/分。

（3）P 波。P 波在 Ⅰ、Ⅱ、Ⅲ、aVF 导联中呈正向；在 aVR 导联中呈负向，倒置。窦性心动过速时的 P 波较正常窦性心律时的 P 波振幅稍高，在 Ⅱ、Ⅲ 导联中更明显。

（4）QRS 波。QRS 波在 Ⅰ 导联中呈 rS 形态，在 Ⅲ、aVF 导联中呈 qR 形态（即 q<0.04 s 且 q<0.25 R）。QRS 波在胸前导联 V_1 呈 Rs 型，时限小于 0.12 s（S 波有切迹）；在 V_2～V_2 导联中呈 rS 型，在 V_5～V_6 导联中呈 rS 型，其形态、时限正常，心房率与心室率相等。

（5）PR 间期。PR 间期为 0.144 s。

（6）ST 段。在 V_6 导联时 ST 段呈上斜型，压低 0.05 mV。

（7）T 波。在 Ⅲ 导联时 T 波呈负正双向。

（8）QTc 间期。根据 Bazett 公式 QT/sqrt(RR) 计算可得 QTc 间期为 400 ms（图 1-2）。

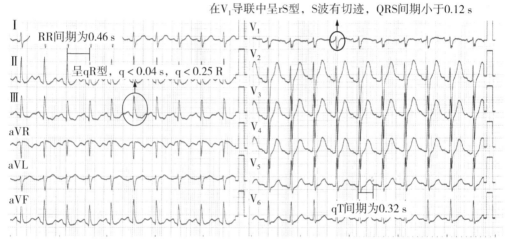

图 1-2　常规十二导联心电图解析

2　心电图解析结果

心电图解析结果为窦性心动过速。

3　临床诊断

临床诊断为窦性心动过速。

4　窦性心动过速治疗策略

（1）窦性心动过速不是原发性心律失常，可由多种诱因引起。控制原发病变或诱发因素后便可治愈。诱因有：①生理情况，如运动、焦虑、情绪激动；②病理情况，如发热、血容量不足、贫血、甲亢、低氧血症、低钾血症、心衰等其他心脏疾患。

（2）控制心室率，避免应用增加心率的药物。

（3）极少数患者的发病没有任何诱因，为药物难以控制的窦性心动过速，伴有明显症状，称为不恰当窦性心动过速（inappropriate sinus tachycardia）。不恰当窦性心动过速[1]是一种临床综合征。目前的研究一般认为，患者在白天静息时的心率大于 100 次/分和 24 h 平均心率大于 90 次/分，或患者从卧位到坐位或从事轻微活动后心率明显增加 25～30 次/分，超出正常生理需要或伴随病理状态者为不适当窦性心动过速。不适当窦性心动过速确切病因尚有争议。其临床症状表现为持续的心悸。

（4）最终诊断需要排除其他原因的窦性心动过速。评价心脏自主神经反射功能对于诊断必不可少。治疗涉及多种病因的治疗和多学科的管理，包括心脏康复、药物治疗等。对于部分患者，需要考虑应用射频消融以改良窦房结[2]。

（5）针对该患者治疗策略为：①适当补液，监测电解质，对症治疗；②给予倍他乐克（口服）以控制心室率。

5　窦性心动过速的心腔内电图及三维激动图

窦性心动过速的心腔内电图及三维激动图见图1-3和图1-4。

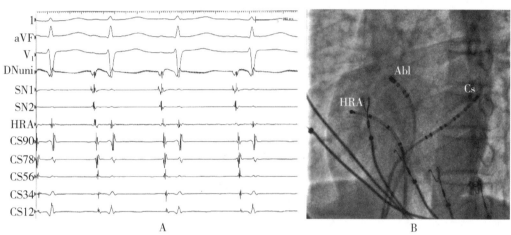

A：记录电极放置，将Abl放置于窦房结附近。B：窦性心动过速时心腔内电图，SN为窦房结附近电图，早于HRA及Cs；SNuni为单极，可见起始为q波。

图1-3　窦性心动过速的心腔内电图

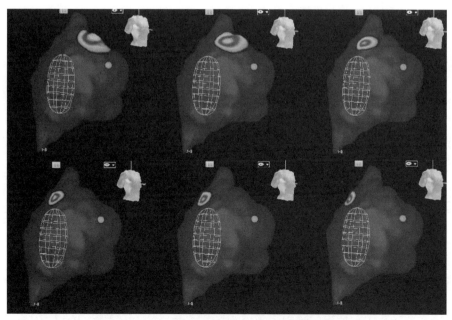

EnSite球囊电极导管标测的正常窦性心律起源点及最初激动方向。

图1-4　窦性心动过速三维激动

综上所述，窦性心动过速心电图特点为：心电图表现为窦性心律，成年人的心率大于 100 次/分。当窦性心动过速频率达 160 次/分时，易与阵发性房性心动过速混淆，可通过按摩颈动脉窦或者眼球以鉴别。

参考文献

[1] LEE R J, SHINBANE J S. Inappropriate sinus tachycardia. Diagnosis and treatment [J]. Cardiology clinics, 1997, 15 (4)：599 – 605.

[2] FEMENIA F, BARANCHUK A, MORILLO C A. Inappropriate sinus tachycardia：current therapeutic options [J]. Cardiology in review, 2012, 20 (1)：8 – 14.

[3] NAGARAKANTI R, SAKSENA S. Three-dimensional mapping and intracardiac echocardiography in the treatment of sinoatrial nodal tachycardias [J]. Journal of interventional cardiac electrophysiology, 2016, 46 (1)：55 – 61.

（刘丽娟　王礼春）

二、窦性心律不齐心电图病例解析

【病史简介】男性患者，23 岁，因受凉后出现咽痛不适而就诊，无胸闷、心悸，无黑矇、头晕。

【体格检查】心率为 59 次/分，心律不齐，心音强。在各瓣膜听诊区未闻及病理性杂音。

心电图检查结果见图 1 – 5。

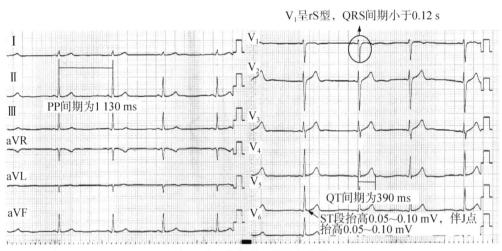

图 1 – 5　体表十二导联心电图

1　体表十二导联心电图解析

（1）节律。为窦性心律，PP 间期不规则。同一导联上，PP 间距相差 0.12 s 以上（图 1 – 6）。

（2）心率。心率的节律不规则，需要测量 5 个波形的 PP 间期，除以 5 得到 1 个平均的 PP 间期（图 1-6），然后运用公式：心率 HR（单位：次/分）=60/PP 间期。计算心率，本心电图取 5 个 PP 间期，分别为 0.88 s、1.17 s、1.12 s、0.94 s，和 0.92 s，平均 PP 间期为 1.006 s。60÷1.006≈59，心率约为 59 次/分。

（3）P 波。P 波在 Ⅰ、Ⅱ、Ⅲ、aVF 导联中呈正向，在 aVR 导联中呈负向。

（4）QRS 波。QRS 波在胸前导联 V_1 中呈 rS 型，时限小于 0.12 s。

（5）ST 段。ST 段在 Ⅱ、Ⅲ、aVF 导联、V_4～V_6 导联中抬高 0.05～0.10 mV，伴 J 点抬高。

（6）QTc 间期（图 1-6）。QTc 间期为 378 ms［根据 Bazett 公式 QT/sqrt(RR) 计算］。

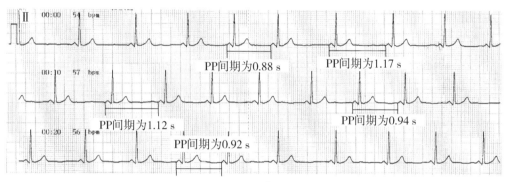

图 1-6　心电图解析

2　心电图解析结果

心电图解析结果为窦性心动过缓，窦性心律不齐。

3　临床诊断

临床诊断为窦性心动过缓，窦性心律不齐。

4　窦性心律不齐治疗策略

（1）窦性心律不齐的临床类型可分为呼吸性窦性心律不齐、非呼吸性窦性心律不齐[1]。呼吸性窦性心律不齐是最常见的一种，多见于儿童、青少年及中年人。窦性心律不齐与呼吸的周期有关，在吸气时加快，呼气时减慢。通常无症状，其临床意义不大，一般不需要治疗。

（2）老年人出现窦性心律失常时需要警惕，多数为非呼吸性窦性心律不齐，常提示患者可能伴有冠心病、急性心肌梗死、心肌炎、心肌病等高风险疾病，应行进一步检查。

5　治疗策略

呼吸性窦性心律不齐是一种正常的生理现象，在青年中多见，一般不需要治疗。患者可以正常地学习、生活和工作。窦性心动过缓者常伴有窦性心律不齐，通常无症状，不需要特别治疗。

综上所述，窦房结发出的激动表现为不规则，心动周期显著快慢不均，在同一导联上 PP 间期差异大于 0.12 s 者被称为窦性心律不齐，常与窦性心动过缓同时存在。

参考文献

[1] MCMULLEN M K, WHITEHOUSE J M, SHINE G, et al. Respiratory and non-respiratory sinus arrhythmia: implications for heart rate variability [J]. Journal of clinical monitoring and computing, 2012, 26(1): 21-28.

（刘丽娟　王礼春）

三、窦房结内游走心律心电图病例解析

【病史简介】 男性患者，20 岁。因慢性鼻炎就诊于耳鼻喉科，自述无心脏病病史及相关症状。

【体格检查】 心率为 73 次/分，心律齐。在各瓣膜听诊区未闻及病理性杂音。

心电图检查结果见图 1-7。

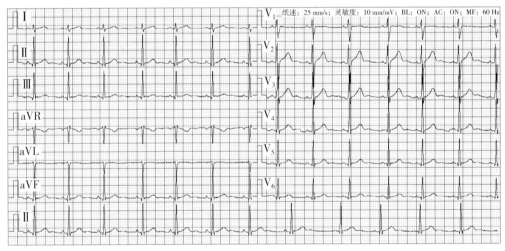

图 1-7　体表十二导联心电图

1　体表十二导联心电图解析

体表十二导联心电图解析见图 1-8。

（1）节律。PP 间期逐渐延长，又逐渐缩短。

（2）心率。心率约为 73 次/分。

（3）P 波。P 波在 Ⅰ、Ⅱ、Ⅲ、aVF 导联中直立，在 aVR 导联中倒置。PR 间期大于 0.12 s；PP 间期最短为 0.76 s，最长为 1.04 s，相差 0.24 s（大于 0.12 s）。在同一导联中，P 波的形态、振幅及 PR 间期略有变化。

（4）QRS 波。QRS 波的形态及时限正常。

（5）ST 段。ST 段的无偏移。

（6）T 波。T 波的形态正常。

（7）QTc 间期。QTc 间期为 383 ms。

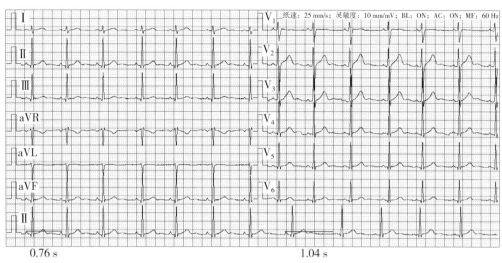

两个 PP 间期之差大于 0.12 s。

图 1-8　体表十二导联心电图解析

2　心电图解析结果

心电图解析结果为窦房结内游走心律。

3　临床诊断

临床诊断为窦房结内游走心律。

4　窦房结内游走心律治疗策略

该节律常见于正常健康人群，一般无须特殊处理。

综上所述，窦房结内游走心律心电图特点为：窦性心律，P 波仍为窦性，PR 间期大于 0.12 s；在同一导联中，P 波的形态、振幅及 PR 间期略有变化；PP 间期的差值大于 0.12 s。

（赵强　李丽）

第二节　房性心律失常心电图病例解析

一、典型心房扑动心电图病例解析

【病史简介】男性患者，74 岁，出现反复心悸 6 个月。

1　体表十二导联心电图解析

(1) 节律。RR 间期整齐。

(2) 心率。心率为 117 次/分。

(3) P 波。P 波的等电位线消失，代之以锯齿状房扑波（F 波）。房室以 2∶1 下传，F 波在 Ⅱ、Ⅲ、aVF 导联中倒置，在 V_1 导联中直立。

(4) QRS 波。QRS 波的时限小于 0.12 s，形态未见异常。

(5) ST 段。ST 段的形态未见异常。

(6) T波。T波的形态未见异常。

(7) QT间期。QT间期的形态未见异常。

典型心房扑动体表心电图、典型心房扑动体表心电图（房室以2:1传导）见图1-9和图1-10。

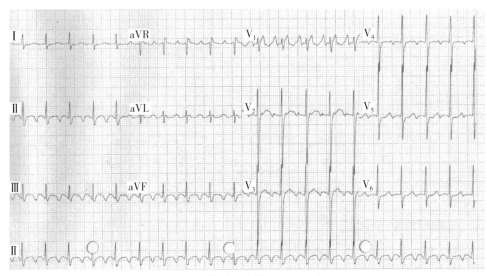

图1-9 典型心房扑动体表心电图

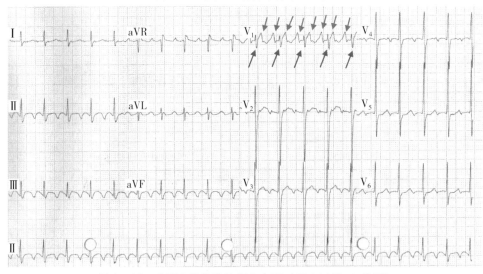

图1-10 典型心房扑动体表心电图（房室以2:1传导）

2 心电图解析结果

心电图解析结果为心房扑动，房室以2:1传导。

3 临床诊断

临床诊断为典型心房扑动。

4 心房颤动治疗策略

心房颤动治疗策略为：应用射频消融以纠正心律失常。

5 术中标测

冠状窦静脉电极传导顺序为由近端至远端，V 波：A 波 = 2∶1。

心腔内电图和三维标测见图 1-11 和图 1-12。图 1-11 提示三尖瓣呈环逆时针方向传导。消融三尖瓣峡部，术中终止心动过速，恢复窦性心律（图 1-13）。

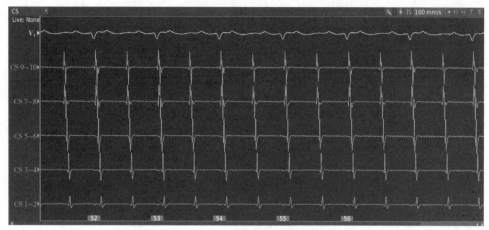

冠状窦静脉电极传导顺序由近端至远端，V∶A = 2∶1。

图 1-11 心腔内电图

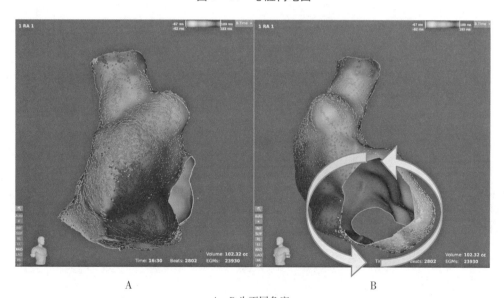

A、B 为不同角度。

图 1-12 三维标测

典型心房扑动通常与三尖瓣环峡部相关，多数为围绕三尖瓣呈环逆时针方向折返。体表心电图典型表现为 F 波在 Ⅱ、Ⅲ、aVF 导联中倒置，在 V_1 导联中直立。房室传导依据房室结功能不同可为 2∶1、3∶1 不等。当传导为 2∶1 时，需要与阵发性室上性心动过速相区别。

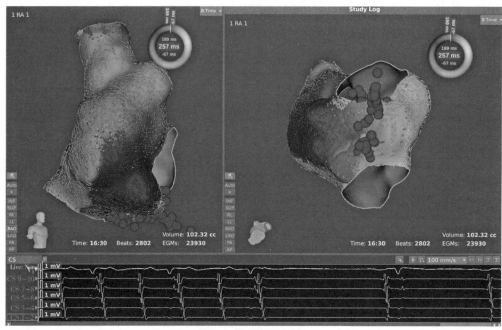

图1-13 三维标测

（宋旭东）

二、非典型心房扑动心电图病例解析

【病史简介】男性患者，60岁，发生持续性房颤2年，于2014年行房颤射频消融治疗，再发心悸4个月后入院（图1-14）。

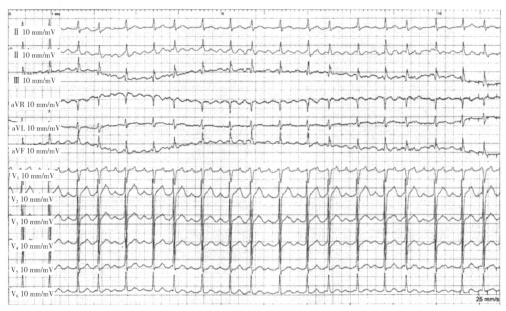

图1-14 不典型心房扑动体表心电图

1 体表十二导联心电图解析

（1）节律。RR 间期呈不规整。

（2）心率。心率为 110～140 次/分。

（3）P 波。P 波的等电位线消失，代之以锯齿状房扑波（F 波），房室以 2∶1～3∶1 下传，F 波在 Ⅱ、Ⅲ、aVF 及 V_1 导联中直立。

（4）QRS 波。QRS 波的时限大于 0.12 s，形态未见异常。

（5）ST 段。形态未见异常。

（6）T 波。形态未见异常。

（7）QT 间期。形态未见异常。

2 心电图解析结果

心电图解析结果为心房扑动，房室 2∶1～3∶1 不等传导。

3 临床诊断

临床诊断为心律失常，不典型心房扑动，为房颤射频消融术后。

4 术中标测

（1）CS 电极产生的 A 波的顺序相近。

（2）CS 电极近端拖带中，PPI = 360 ms，CL = 230 ms（图 1-15）。

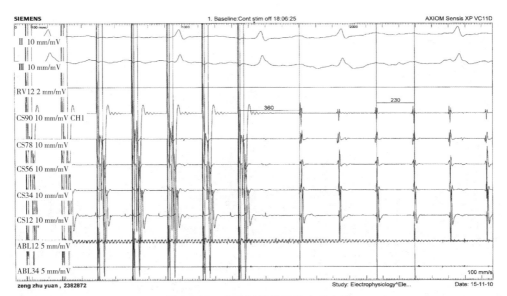

图 1-15　心动过速发作腔内心电图

（3）CS 电极远端拖带中，PPI = 338 ms，CL = 218 ms（图 1-16）。

（4）在三维激动标测中，RSPV 前壁标测最早起源，局部电位碎裂（图 1-17）。

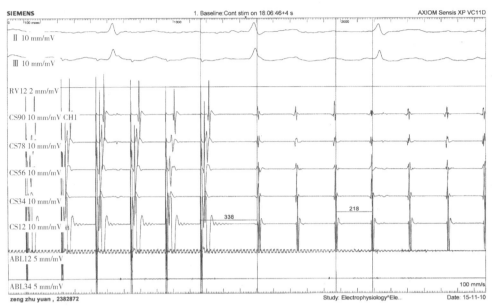

图1-16 心动过速发作心腔内

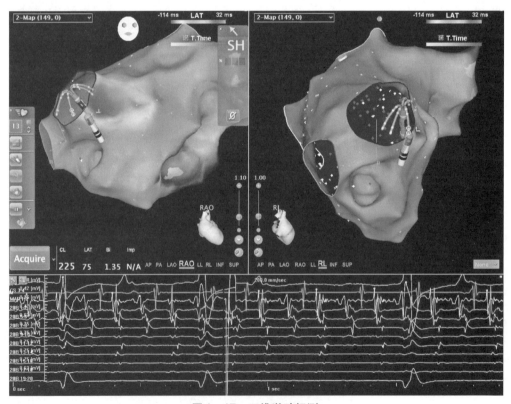

图1-17 三维激动标测

(5) 在 RSPV 前壁侧消融心动过速终止，恢复窦性心律（图 1-18）。

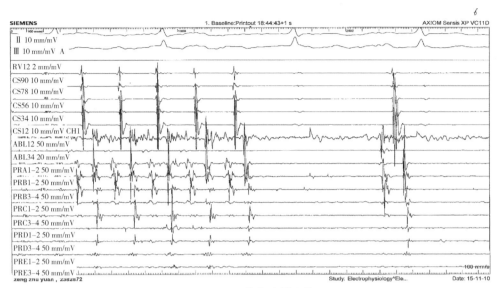

图 1-18 恢复窦性心律

在体表心电图Ⅱ、Ⅲ、aVF 导联中，F 波直立，且病人经历房颤射频消融手术，IEGM 提示 CS 顺序相同，其近端及远端均拖带不好，说明房性心动过速或心房扑动折返环远离左房底部。心腔内三维激动标测显示，RSPV 前壁为局灶房速起源，消融几秒即心动过速终止。

非典型心房扑动往往与心房外科切口或者射频消融术后消融线 Gap 相关。了解以往病史在非典型心房扑动或房性心动过速的诊疗中尤为重要。

（宋旭东）

三、先天性心脏病外科术后相关的房性心动过速（心房扑动）心电图病例解析

【病史简介】女性患者，58 岁，曾行房间隔缺损修补术。术后 1 年因反复出现心悸而就诊。就诊时心悸症状持续，无黑矇、气促等不适。

【体格检查】心率为 90 次/分，心律尚整齐。各瓣膜听诊区未闻及杂音。

1 十二导联心电图

十二导联心电图见图 1-19。

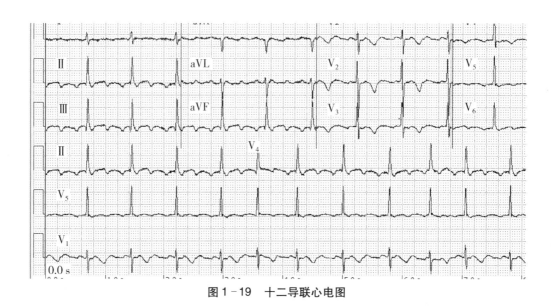

图1-19 十二导联心电图

（1）节律。心房频率为250次/分，心室频率为90次/分。房室呈3∶1或者4∶1下传。

（2）P波。在Ⅱ、Ⅲ、aVF导联中呈负向，在Ⅰ导联中呈浅负向，在aVL导联中呈正向，在V_1导联中呈正向。

（3）QRS波。群间期为60 ms。在Ⅰ导联和Ⅲ导联中呈Rs型。胸前导联从V_3移行。

（4）ST-T。ST段在等电位线上，T波在前壁导联$V_1 \sim V_4$时倒置。

（5）QTc间期。根据Bazett公式计算，可得QTc间期为417 ms（图1-20）。

2 心电图解析结果

图1-20提示：房性心动过速，T波发生改变。

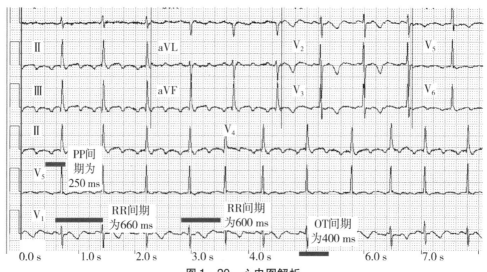

图1-20 心电图解析

3 治疗策略

由于患者在外科术后出现房速发作并持续发生，可选择射频消融为首选根治方法。

4 心腔内电分析

心腔内电分析见图 1-21 至图 1-25。

消融前：① 心房电位以 CS 9～10 电极记录最早激动波动（图 1-21）。② 房室激动的周长约为 280 ms（图 1-22）。③ PentaRay 导管于右心房建模。激动标测结果提示房室激动围绕右房后壁切吸三法瓣环呈"8"字折返（图 1-23）。

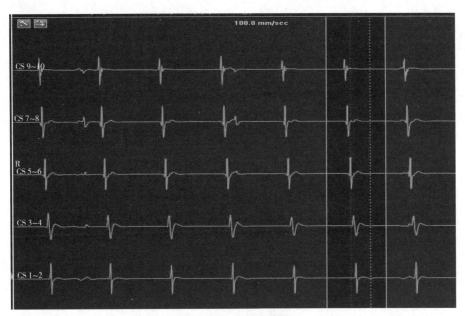

图 1-21 心腔内电图

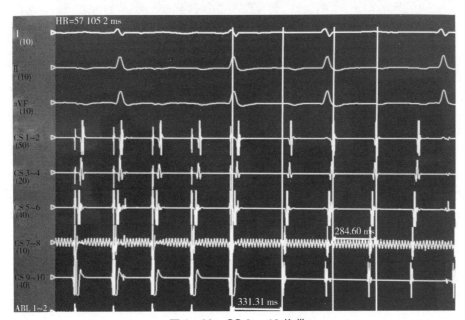

图 1-22 CS 9～10 拖带

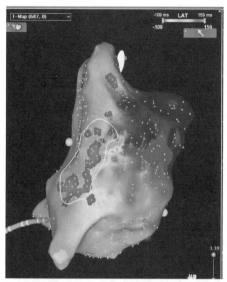

图1-23 右房后壁围绕切口折返

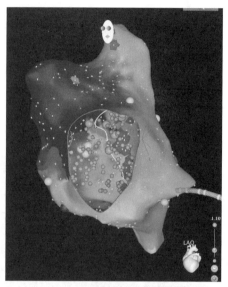

图1-24 三尖瓣依赖逆纵向折返

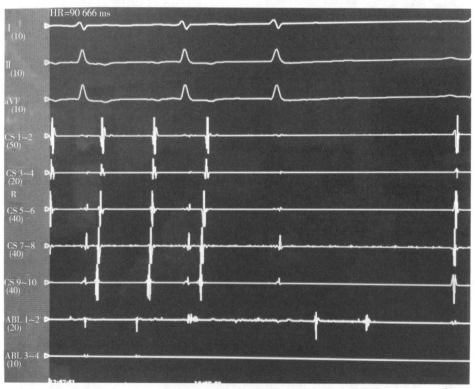

图1-25 消融成功

综上所述，该房性心动过速的电生理诊断为三尖瓣环"8"字折返房性心动过速。

（邓志华）

第三节 交界性心律失常心电图病例解析

一、交界性逸搏心电图病例解析

【病史简介】男性患者，62 岁，因膝关节疼痛 1 年余而入住骨科，自述既往有"心率慢"病史，但平时无头晕、心悸，无视物黑矇及晕厥。

【体格检查】心率为 52 次/分，律齐，在各瓣膜听诊区未闻及杂音。

心电图检查结果提示窦性心动过缓，完全性右束支传导阻滞，平均心率为 52 次/分。

进一步行动态心电图检查结果提示：窦性心动过缓，完全性右束支传导阻滞，交界性逸搏，24 h 平均心室率为 46 次/分，房性期前收缩。阿托品实验结果呈阴性。心电图（动态心电图截取）见图 1-26。

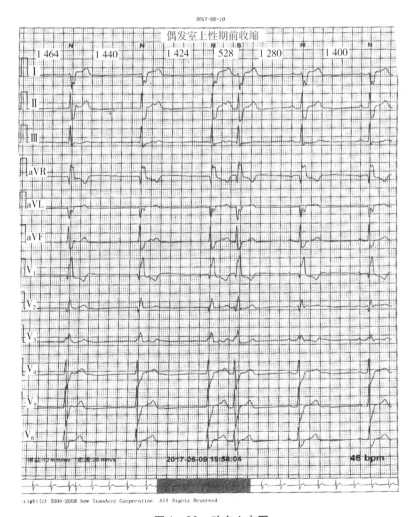

图 1-26 动态心电图

1 十二导联心电图解析

（1）节律。RR 间期的节律不等。

（2）P 波。在第 5 个和第 6 个 QRS 波群前可见 P 波，PR 间期小于 120 ms。第 4 个 QRS 波群提前出现，且其前可见 P 波，代偿间歇不完全，符合房性期前收缩的诊断。第 1～第 3 个 QRS 波群前无 P 波，且 QRS 波群形态与窦性心律时 QRS 波群形态相同，故考虑房室为交界性逸搏。

（3）QRS 波。QRS 波在胸前导联 V_1 中呈 qR 形态，时限大于 0.12 s；在 Ⅰ 导联中 S 波加深加宽，提示为完全性右束支传导阻滞。

（4）ST 段。在 V_1～V_2 导联中，ST 段呈水平压低 0.05～0.10 mV。

（5）T 波。在 Ⅲ、aVR、aVL、V_1～V_4 导联中，T 波呈低平或倒置。

2 心电图解析结果

心电图结果为窦性心动过缓，完全性右束支传导阻滞，房室交界性逸搏，房性期前收缩。

3 临床诊断

临床诊断为病态窦房结综合征。

4 病态窦房结综合征治疗策略

病态窦房结综合征患者需要植入永久起搏器。该患者无明显心动过缓导致的头晕、心慌和黑矇，且动态心电图结果提示无严重心动过缓及窦性停搏，故暂未给予永久起搏器植入治疗，而给予中药心宝丸（口服）以提升其心率。需要定期观察，密切随访，建议患者定期复查动态心电图。

综上所述，房室交界性逸搏心电图特点为：QRS 波群延迟出现，其前无 P 波，QRS 波群多呈窄 QRS 波形，合并束支传导阻滞，可呈宽 QRS 波群。

（黎海文）

二、交界性心动过速心电图病例解析

【病史简介】女性患者，47 岁，5 年前因风湿性心脏病行二尖瓣置换术，因"胸闷气促伴心悸 1 周"入院，一直服用地高辛 0.25 mg，每天 1 次。

【体格检查】心率为 111 次/分，心律齐，心尖部可闻及金属开瓣音，各瓣膜听诊区未闻及病理性杂音。

心电图检查见图 1-27。

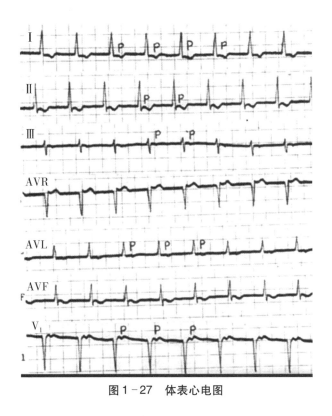

图1-27 体表心电图

1 体表十二导联心电图解析

(1) 节律。RR间期的节律相等。

(2) 心率。RR间期为0.54 s,心室率为111次/分。

(3) P波。P'波为逆行性,为倒置的P波,在QRS波后,P'R间期为0.4 s;也可见到P'波位于QRS之前或者重叠于QRS波中而不易被发现,P'波与QRS波的关系取决于房室交界性心动过速分别向心房和心室传导的速度。

(4) QRS波。QRS波的时限为0.06 s,形态无异常。

(5) ST段。ST段无抬高或压低。

(6) T波。无增高,呈压低和倒置。

(7) QTc间期。依据Bazett公式QT/sqrt(RR)计算,可得QTc间期为342 ms。

2 心电图解析结果

非阵发性交界性心动过速,有逆传P波,QRS形态提示为交界性,心室率超过60次/分(图1-28)。

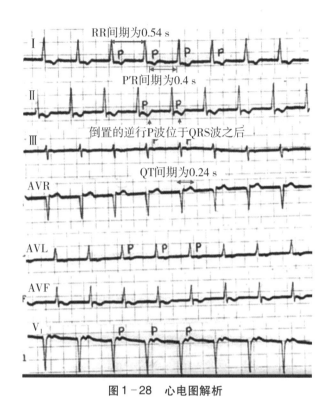

图1-28 心电图解析

3 临床诊断

非阵发性房室交界性心动过速，可能为洋地黄中毒。

4 非阵发性交界性心动过速治疗策略

非阵发性交界性心动过速的频率与窦性心律相似。其血流动力学无明显变化，且心律失常又多为暂时性的，故通常无须做特殊处理，治疗主要针对病因及原发疾病即可。

对于洋地黄中毒患者，应嘱咐患者立即停用洋地黄。可给予钾盐、利多卡因、苯妥英钠或普萘洛尔进行治疗。

5 心腔内电图分析

图1-29（与图1-27的非同一患者）提示，此为房室交界性心律伴窦性夺获（第3个、第4个、第5个QRS为窦性夺获，其余为房室交界性心律，A波位于V波之后）。

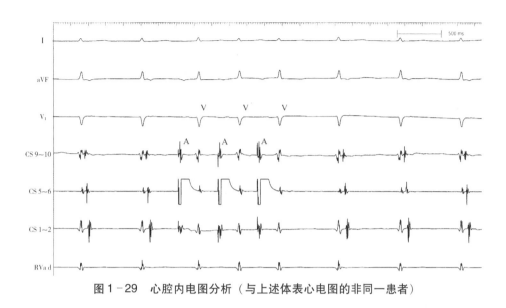

图1-29 心腔内电图分析（与上述体表心电图的非同一患者）

综上所述，非阵发性房室交界性心动过速心电图特点为：QRS波在正常范围内（可有室内差异性传导），有逆行P'波，心室率为70～130次/分，可有房室脱节和窦性夺获。

（马跃东）

三、持续性交界区反复性心动过速心电图病例解析

【病史简介】男性患者，18岁，因"反复心悸2年"入院。

【体格检查】心率为115次/分，心律齐，未闻及病理性杂音。

心电图检查见图1-30。

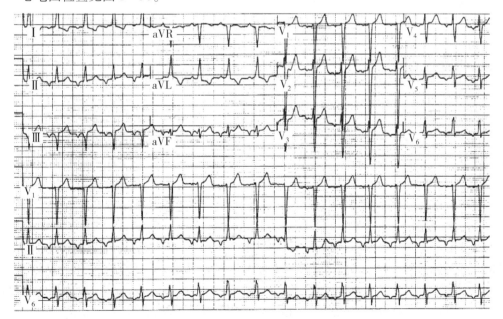

图1-30 体表十二导联心电图

1 体表十二导联心电图解析

（1）节律。RR 间期相等。

（2）心率。RR 间期为 0.52 s，心室率为 115 次/分（图 1-31）。

（3）P 波。P′波为逆行性、倒置的 P 波。在 QRS 波之前，P′R 间期为 0.16 s，RP′间期为 0.4 s，RP′/P′-R>1。

（4）QRS 波。时限为 0.08 s，形态无异常。

（5）ST 段。ST 段无抬高或压低。

（6）T 波。无增高、压低和倒置。

（7）QTc 间期。依据 Bazett 公式 QT/sqrt(RR)计算，可得 QTc 间期为 389 ms。

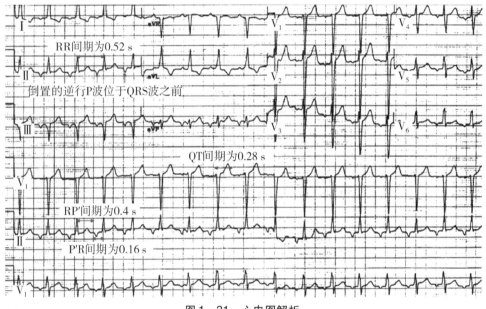

图 1-31 心电图解析

2 心电图解析结果

窄 QRS 波心动过速；心室率为 115 次/分；呈长 RP 间期（RP′/P′R>1）；在Ⅱ、Ⅲ、aVF 导联中，P 波呈负向，在 aVR 导联中 P 波呈正向。

3 临床诊断

临床诊断为室上性心动过速。仅根据体表心电图无法明确诊断，以下几种心动过速都有可能：持续性交界区反复性心动过速、快慢型或慢慢型房室结折返性心动过速、后间隔房性心动过速等。

4 持续性交界区反复性心动过速治疗策略

持续性交界区反复性心动过速（permanent junctional reciprocating tachycardia，PJRT）发病机制已基本明确，现已证实其实质为慢旁路参与的顺向型房室折返性心动过速。抗心律失常药物治疗 PJRT 的效果较差。射频消融治疗作为高效、安全的方法，是 PJRT 的首选治疗方法。PJRT 常呈顽固性、无休止性反复发作，药物通常难以控制。持续时间较长时，可导致心动过速性心肌病。此类患者成功消融后，心功能均可获不同程度提高,最大改善常出现于术后3个月内。

5 心腔内电图分析

(1) 心动过速发作时室房传导时间长（VA/AV>1）；最早逆传P波位于冠状窦口的低位（消融导管所在位置），比体表ECG的P波提前37 ms（图1-32）。

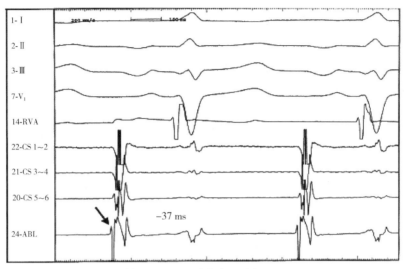

图1-32 心腔内电图分析-1

(2) 心动过速时在希氏束不应期刺激心室,可提早夺获心房（图1-33）。

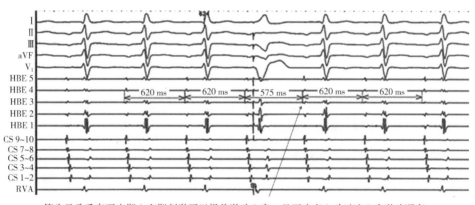

箭头示希氏束不应期心室期刺激可以提前激动心房,且不改变心动过速心房激动顺序。

图1-33 心腔内电图分析-2

综上所述,PJRT的心电图特征为:①心室率多为130～240次/分;②窄QRS波心动过速;③QRS与逆传P波以1∶1传导;④心动过速发作时,在Ⅱ、Ⅲ、aVF导联中P波呈负向,aVR导联P波呈正向;⑤逆P波常位于QRS波后较远,造成RP′∶P′R>1;⑥心动过速常与窦性节律交替出现且反复发作,可由窦性心动过速、房性期前收缩、室性期前收缩等诱发,在发作间歇期其心电图正常,无预激波。

第四节 阵发性室上性心动过速心电图病例解析

一、房室结折返性心动过速心电图病例解析

【病史简介】女性患者，57 岁，6 年前开始无明显诱因出现心悸、胸闷，持续时间为数分钟至数小时，可自行缓解，无黑矇、晕厥。

【体格检查】心率为 80 次/分，心律齐，于各瓣膜听诊区未闻及病理性杂音。

1 心动过速发作心电图检查

心动过速发作的体表十二导联心电图见图 1-34。

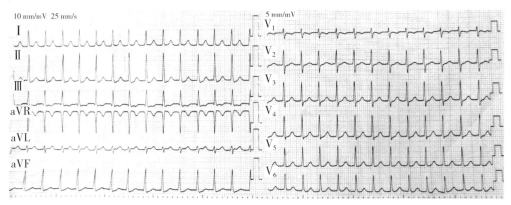

图 1-34 体表十二导联心电图

心动过速发作体表十二导联心电图解析如下。

(1) 节律。心动过速发作时，未见 P 波，在Ⅱ、Ⅲ、aVF 导联中 QRS 波呈 Rs 型。

(2) 心率。RR 间期绝对相等，间期为 350 ms；心率约为 171 次/分。

2 心动过速终止后心电图检查

心动过速终止后心电图检查见图 1-35。

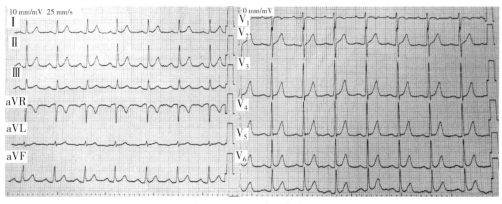

图 1-35 心电图解析

心动过速终止后体表十二导联心电图解析如下。

（1）节律。可见规律的窦性 P 波，在 Ⅱ、Ⅲ、aVF 导联中，R 波后面的 s 波消失，提示心动过速时 QRS 波群中出现的是假 s 波，实为逆行的 P′波，P′R > RP′。

（2）心率。间期为 620 ms，心率约为 97 次/分。

3　临床诊断

临床诊断为阵发性室上性心动过速。

4　诊疗策略

患者于近期心动过速频繁发作，心悸症状明显，持续时间明显延长，宜行心腔电生理检查。

5　心腔内电图分析

（1）用 CS 9～10 电极行 S1、S2 程序刺激，AV 呈向心性递减传导。S1 为 500 ms，S2 为 240 ms 时，AV 间期为 206 ms（图 1－36）。

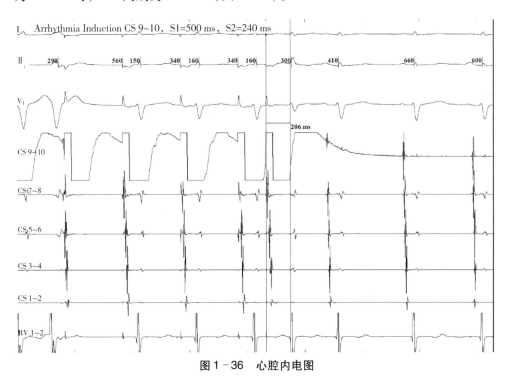

图 1－36　心腔内电图

（2）继续用 CS 9～10 电极行 S1、S2 程序刺激。当 S1 为 500 ms，S2 230 ms 时，AV 间期突然延长至 370 ms，且伴心动过速发作。S2 缩短 10 ms，AV 间期延长约为 164 ms，增幅大于 50 ms，表现为跳跃式传导。提示当 S2 为 240 ms 时，房室传导走快径；而当 S2 为 230 ms 时，房室传导走慢径并同时诱发了房室结折返性心动过速（图 1－37）。

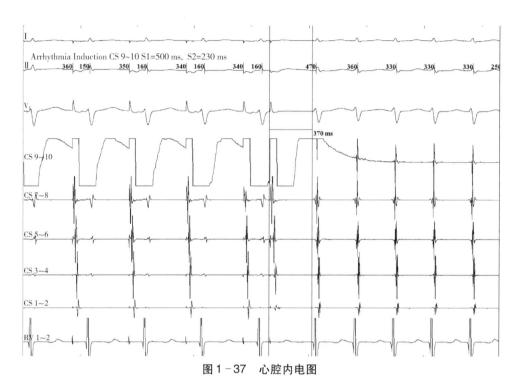

图1-37 心腔内电图

6 射频消融治疗

经心腔电生理明确诊断后,行房室结慢径消融。术后,跳跃式传导现象消失,心动过速不能诱发。

综上所述,房室结双通道所诱发的房室结折返性心动过速心电图特点为:P波消失,RR间期均一,下壁导联QRS波群可见假s波。电生理检查提示,房室传导为向心性递减式传导,且伴跳跃现象。

(李文杰)

二、房室折返性心动过速心电图病例解析

(一) 右侧旁道参与房室折返性心动过速心电图病例解析

【病史简介】男性患者,25岁,出现发作性心悸已有6年,每次发作的持续时间为数分钟至数小时,可自行缓解,突发突止。

【体格检查】心界不大,心率为68次/分,心律齐,于各瓣膜听诊区未闻及病理性杂音。

心电图检查结果见图1-38。

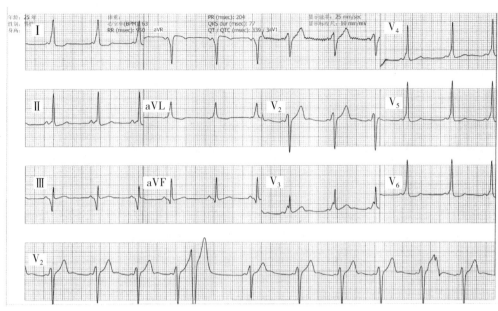

图 1-38 体表十二导联心电图

1 体表十二导联心电图解析

（1）节律。为窦性心律，偶发室性期前收缩。

（2）心率。心率为 63 次/分。

（3）P 波。P 波在 Ⅱ 导联时直立，在 aVR 导联时倒置，时限为 0.09 s，PR 间期为 0.09 s。

（4）QRS 波。时限大于 0.12 s，可见 δ 波，在 Ⅰ、Ⅱ、aVL 及胸前导联时 δ 波向上，在 Ⅲ、aVF 导联时 δ 波为 +/−，在 Ⅲ 导联时 QRS 波呈 QR 型，在 V_1 导联时呈 rS 型，r/S<1，QRS 移行于 V_2～V_3。

（5）ST 段。在 Ⅰ、Ⅱ、V_5～V_6 导联时，ST 段出现继发性压低 0.1 mV。

（6）T 波。在 V_5～V_6 导联时 T 波呈低平。

（7）QTc 间期。根据 Bazett 公式 QT/sqrt(RR) 计算，可得 QTc 间期为 343 ms。

2 心电图解析结果

心电图解析结果为 B 型预激综合征。

3 临床诊断

临床诊断为 B 型预激综合征。

4 治疗策略

（1）已明确为 B 型预激综合征。

（2）患者有发作性心悸，考虑有阵发性心动过速发作。

（3）针对该患者的治疗策略有：食道电生理检查或心内电生理检查。宜择期行导管射频消融术。

5 心腔内电图分析

（1）心室刺激诱发旁路参与的 AVRT 心电图。在Ⅰ、Ⅱ、aVL 导联中，逆传 P 波呈正向，在Ⅲ、aVF、V_1 导联中，逆传 P 波是负向，符合右侧游离壁旁路逆传引起的心动过速的指征（图 1-39）。

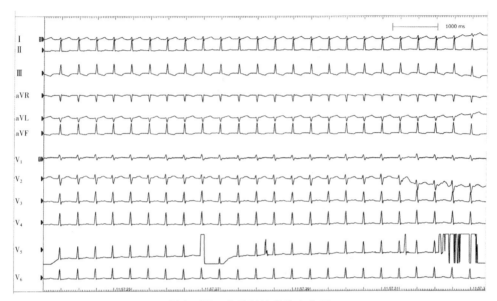

图 1-39 心动过速发作心电图

（2）心动过速发作时心腔内心电图。心动过速发作时，心腔内心电图间 VA＜AV，逆传心房呈向心性传导（图 1-40）。

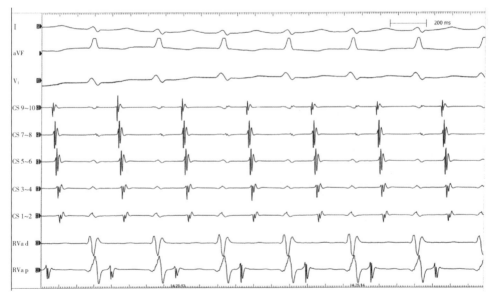

图 1-40 心动过速发作心腔内电图

(3）靶点图。在三尖瓣环 8：30 位置记录靶点图，ABL 记录最早心室激动点，V 波较体表 QRS 提前 36 ms，于单极电图见陡峭 QS 波，消融 2 s 心电图呈间歇性预激，消融 7 s 后，δ 波消失，大头导管记录靶点图呈小 A 波、大 V 波（图 1-41 和图 1-42）。

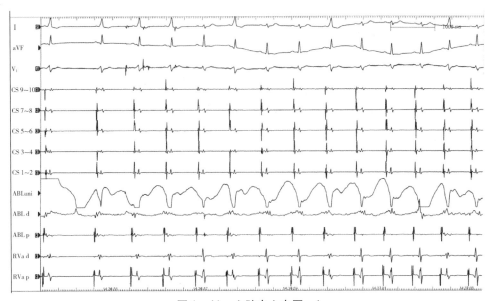

图 1-41　心腔内心电图 -1

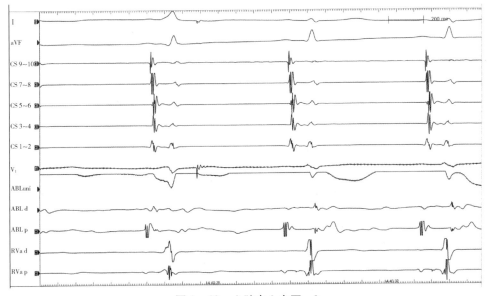

图 1-42　心腔内心电图 -2

（3）消融影像。图 1-43 为左前斜位影像，图 1-44 为右前斜位 X 线影像，可见大头消融导管在 SR0 鞘管支撑下呈倒 "U" 字形，稳定贴靠于三尖瓣环 8：30 位置。消融导管塑形呈倒 "U" 字形，可以大大提高导管在三尖瓣环贴靠的稳定性，增加消融的成功率（图 1-43 和图 1-44）。

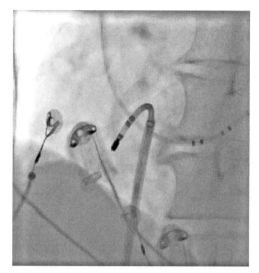 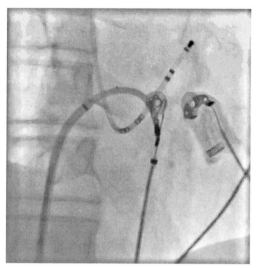

图1-43 消融影像-1　　　　　　图1-44 消融影像-2

5　术后心电图分析

与术前心电图对比，术后心电图中的δ波消失，PR间期为0.13 s，QRS波时限为0.103 s。在Ⅲ、aVF导联中，Q波显著变小；在Ⅲ导联中，QRS主波变为直立，在Ⅰ导联中，R波变小，aVL主波变为向下（图1-45）。

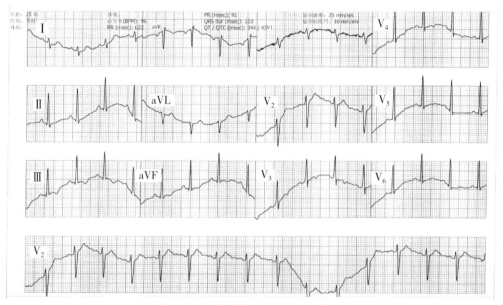

图1-45　术后体表十二导联心电图

参考文献

[1] WOLFF L, PARKINSON J, WHITE P D. Bundle-branch block with short P-R interval in healthy young people prone to paroxysmal tachycardia [J]. Annals noninvasive electrocardiology, 2006, 11 (4): 340-353.

[2] SUZUKI T, NAKAMURA Y, YOSHIDA S, et al. Differentiating fasci-culoventricular pathway from Wolff-Parkinson-White synrome by electrocardiography [J]. Heart rhythm, 2014, 11 (4): 686-690.

[3] COHEN M I, TRIEDMAN J K, CANNON B C, et al. PACES/HRS expert consensus statement on the management of the asymptomatic young patient with a Wolff-Parkinson-White (WPW ventricular preexcitation) electrocardiographic pattern [J]. Heart rhythm, 2012, 9 (6): 1006-1024.

[4] SKANES A C, OBEYESEKERE M, KLEIN G J. Electrophysiology testing and catheter ablation are helpful when evaluating asymptomatic patients with Wolff-Parkinson-White pattern: the con perspective [J]. Cardiac electrophysiology clinics, 2015, 7 (3): 377-383.

（曾智桓）

（二）左侧旁道参与房室折返性心动过速心电图病例解析

【病史简介】女性患者，27岁，于10余年前体检发现预激综合征，近2年内反复出现心悸、胸闷，无黑矇、晕厥。

【体格检查】心率为80次/分，心律齐，于各瓣膜听诊区未闻及病理性杂音。

1 射频消融术前体表十二导联心电图

射频消融术前体表十二导联心电图见图1-46。

术前体表十二导联心电图解析如下。

（1）节律及心率。窦性P波呈规律出现；心率约为78次/分。

（2）PR间期及QRS。于各导联时可见PR间期明显缩短；QRS增宽，且起始部均可见δ波；在V_1导联中，QRS呈Rs形态，δ波为正向。为左侧游离壁显性旁道，即A型预激。在Ⅱ、Ⅲ、aVF导联中，δ波为负正双向，提示旁道位于偏后的游离壁。

（3）ST-T。ST段无明显偏移，T波与QRS主波方向一致。

2 临床诊断

临床诊断为左侧游离壁显性旁道。

3 诊疗策略

患者心动过速频繁发作，且症状明显，诊断明确，可行心腔电生理检查及射频消融。

4 心腔内电图

心腔内电图见图1-47。

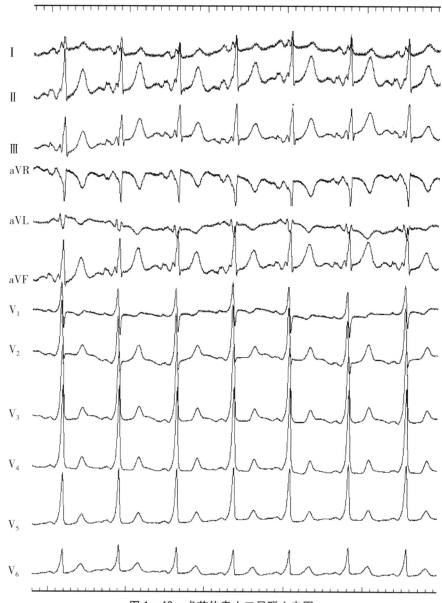

图1-46 术前体表十二导联心电图

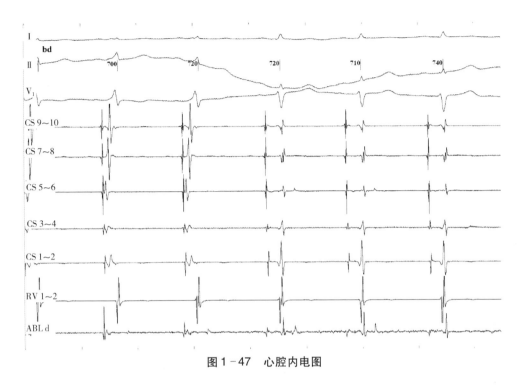

图1-47 心腔内电图

心腔内电图（靶点放点时腔内记录）分析如下。

（1）CS。前2跳为A型预激。CS 5～6的V波提前，且与A波融合，证实旁道位于左后游离壁。后3跳为A波与V波分开，旁道被消融阻断，提示消融有效。

（2）ALB。穿过房间隔，置于二尖瓣环左心房侧，于CS 5～6电极对应位置进行放电消融。前2跳A波与V波完全融合。第3跳、第4跳、第5跳的A波、V波分开，消融成功。

（3）体表心电图。前2跳为A型预激，在V_1导联中，QRS波为Rs型；后3跳为成功消融旁道后，在V_1导联中，QRS波变为rS型。

5 术后体表十二导联心电图

术后体表十二导联心电图见图1-48。

术后体表十二导联心电图解析为：与术前相比，在各导联中，δ波均消失，PR间期及QRS宽度恢复正常；在Ⅱ、Ⅲ、aVF及V_1～V_3导联中，R波降低，S波加深；在Ⅰ、aVL导联中，R波增高，S波变浅。在下壁及胸前导联中，T波发生继发性高尖，其方向与术前相同。

综上所述，显性预激综合征的心电图特点为：在心电图各导联中，可见PR间期明显缩短；QRS增宽，且起始部均可见δ波；在V_1导联中，QRS主波向上，δ波为正向，且为左侧旁道，即A型预激；在V_1导联中，QRS主波向下，δ波为负向，且为右侧旁道，即B型预激。成功消融旁道后，δ波消失，PR间期、QRS波时限及形态恢复正常。

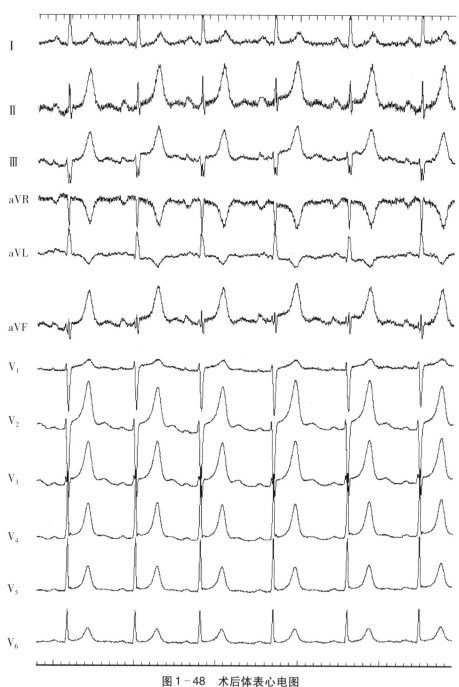

图1-48 术后体表心电图

(李文杰)

(三)隐匿性房室旁道并房室折返性心动过速心电图病例解析

【病史简介】 男性患者,35岁,于2个月前无明显诱因地出现心悸、胸闷,伴有肢体麻木感,无黑矇、晕厥。共发作2次,均不能自行缓解,须呼叫救护车到急诊治疗。

【体格检查】心率为70次/分,心律齐,于各瓣膜听诊区未闻及病理性杂音。

1 射频消融术前窦性心律心电图

射频消融术前窦性心律心电图见图1-49。

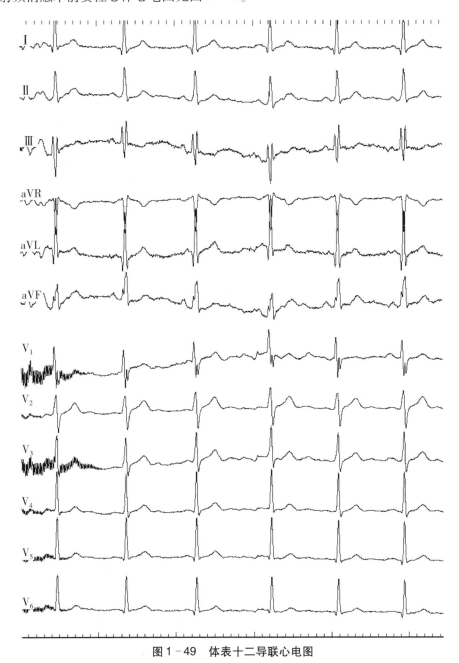

图1-49 体表十二导联心电图

射频消融术前窦性心律体表十二导联心电图解析如下。

(1) 节律。可见明显窦性P波。

(2) 心率。在各导联中,RR间期及R波振幅规整;心率约为70次/分。

(3) QRS。在 V_1 导联中，呈 RS 形态；但在 aVR 导联中，无粗钝 R′波；在 V_5、V_6 导联中，无粗钝 S 波。考虑为电轴逆时针转。

(4) ST-T。ST 段无明显偏移，T 波与 QRS 主波方向一致。

2 心动过速发作时心电图

心动过速发作时体表十二导联心电图见图 1-50。

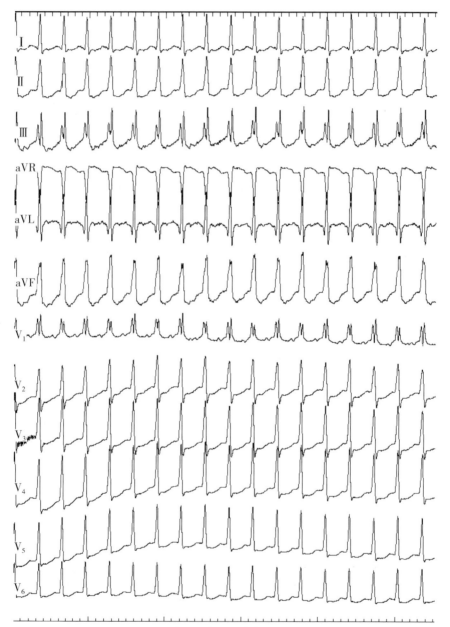

图 1-50 心动过速发作时体表十二导联心电图

术中心动过速发作时体表十二导联心电图解析如下。

(1) 节律。在Ⅲ、aVF 及 V_1 导联中，可见 P′波，其形态与窦性 P 波的明显不同。

（2）心率。在各导联中，RR 间期规整；在 aVF、V_1 及 V_2 导联中，R 波振幅有明显电交替现象；心率约为 190 次/分。

（3）QRS。在 V_1 导联中，QRS 里呈"M"形态，QRS 时限小于 120 ms，其他导联形态与窦律时基本一致，为室上性心动过速合并差异性传导。

（4）ST-T。除 aVR 外，在各导联中，ST 段均有不同程度的下移，同时，伴有 T 波呈地平或倒置。在 aVR 导联中，ST 段上移。ST-T 改变提示为心动过速的继发性改变。

3 初步诊断

初步诊断为阵发性室上性心动过速。

4 诊疗策略

诊疗策略：患者心动过速频繁发作，症状明显，且不能自行终止，选择行心腔电生理检查及射频消融治疗。

5 心动过速消融靶点心腔内电图

心动过速消融靶点心腔内电图见图 1-51。

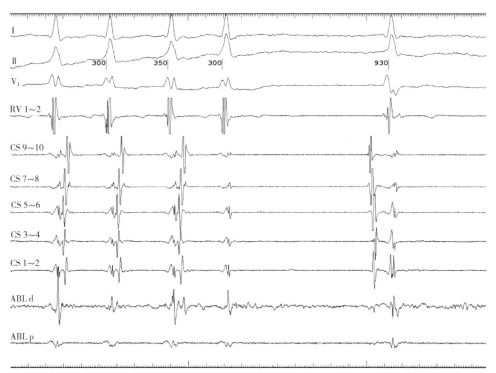

图 1-51 心动过速消融靶点心腔内电图

心腔内电图分析如下。

（1）CS。前 4 跳为心动过速。其中的前 3 跳 VA < AV，CS 3~4 的 A 波提前，结合体表心电图提示的无预激波，可以诊断为左侧隐匿性房室旁道。第 4 跳 V 波后的 A 波脱落。第 5 跳 A 波在 V 波之前，CS 的传导顺序为由近端到远端，结合同步记录的体表心电图，提示心动过速终止，恢复窦性心律。

（2）ALB。穿过房间隔，置于二尖瓣环左心房侧 CS 3~4 与 CS 5~6 之间位置，进行放电消融。前 2 跳中，V 波、A 波基本融合；第 3 跳中，V 波、A 波明显分开，第 4 跳中，V 波后的 A 波脱落；第 5 跳时恢复 AV 传导。

（3）体表心电图。前 4 跳为心动过速发作。在 V_1 导联中，QRS 波为 M 型；第 5 跳提示为心动过速终止。恢复窦律后，QRS 波为 RS 型，与术前相同。

6 消融成功后心室刺激心腔内电图

消融成功后心室刺激心腔内电图见图 1-52。

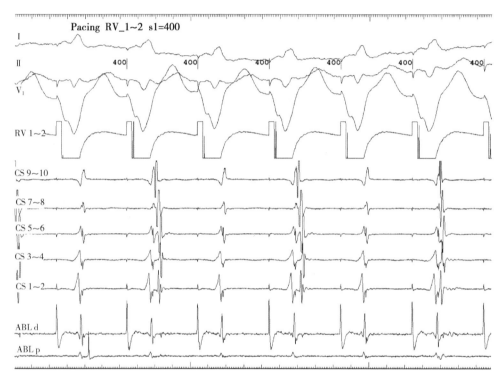

图 1-52 消融成功后心室刺激心腔内电图

心腔内电图分析如下。

行心室刺激时，CS 电极上，V 波、A 波疑为 2∶1 文氏传导。但仔细观察每一跳，可以看出两者间的相对位置在发生持续的细微变化，实际上为 V 波、A 波分离，旁道已消融成功。

7 最后诊断

最后诊断为左侧隐匿性房室旁道、房室折返性心动过速。

综上所述，隐匿性房室旁道及心动过速心电图特点为：窦性心律时 QRS 波前无 δ 波，PR 间期及 QRS 波时限均无异常；心动过速发作时多在 ST 段上见逆行 P′波，部分伴有 QRS 波电交替现象或/和差异性传导现象。

(四) 间隔旁道参与房室折返性心动过速心电图病例解析

1 前间隔（His 旁）旁道参与房室折返性心动过速

【病史简介】女性患者，22 岁，因阵发性心悸不适 5 年、加重 1 周就诊。

【体格检查】心率为 68 次/分。心脏听诊无异常。

心电图检查见图 1-53。

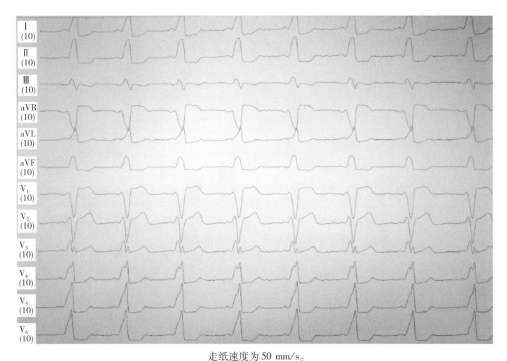

走纸速度为 50 mm/s。

图 1-53 体表十二导联心电图

（1）体表十二导联心电图解析。①于短 PR 间期，可见 δ 波，提示为显性旁道。②在 Ⅱ、Ⅲ、aVF 导联中，δ 波向上且呈高幅 R 波；在 V_1 导联中，δ 波呈负向，未见明显 r 波，提示为希氏束旁旁道。

（2）心电图解析结果。心电图解析结果为希氏旁显性旁道。

（3）临床诊断。临床诊断为 B 型预激综合征。

（4）治疗策略。治疗策略拟行心内电生理检查和射频消融治疗。

（5）心腔内电图分析。

A. 以周长为 300 ms 的程序递增刺激方式刺激心室，成功诱发顺时针方向的房室折返性心动过速，希氏电极 VA 融合（图 1-54）。

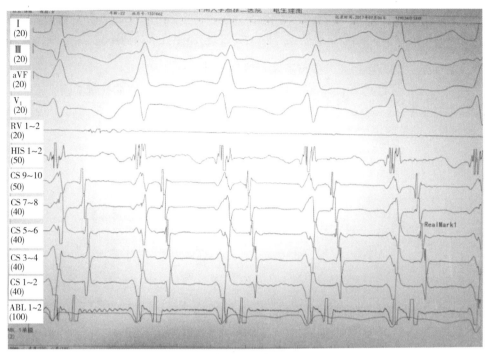

希氏 VA 融合。

图 1-54 发作心动过速心腔内电图

B. 消融大头在窦律时标到理想靶点（图 1-55），以 15 W/50 ℃温控模式消融大头放电 10 s 后，δ 波消失（图 1-56）。

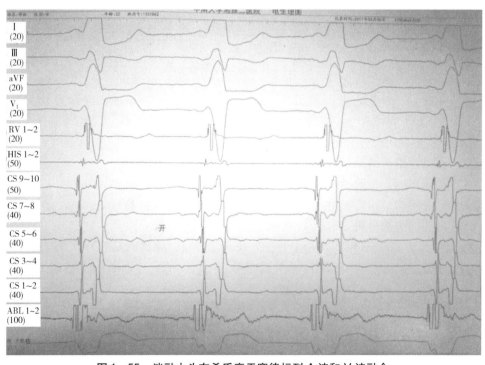

图 1-55 消融大头在希氏旁于窦律标到 A 波和 V 波融合

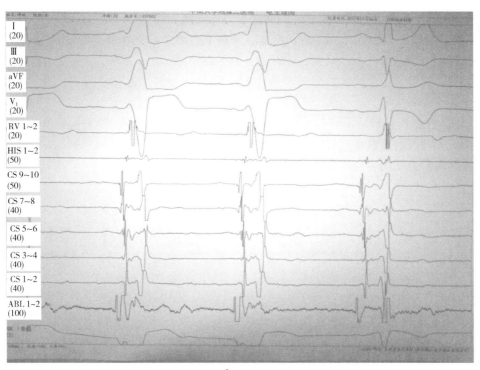

图 1-56 15 W/50 ℃放电，10 s 后，δ 波消失

X 线下消融大头所在的靶点处见图 1-57。

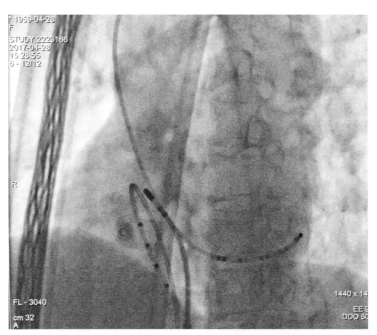

图 1-57 左前斜 45 ℃时，消融导管的位置

（周滔）

2 后间隔旁道参与房室折返性心动过速心电图病例解析

【病史简介】男性患者，27 岁，反复心悸 6 年，加重 6 个月后入院。患者在高中体检时发现心电图结果异常，但无心悸不适，未予以处理。近 6 年来，无明显诱因下出现心悸不适，突发突止，持续数分钟至数小时，可自行缓解。近 6 个月来，发作较前频繁，为 3～5 次/月。

【体格检查】一般情况好，肺（－），心界不大，心率为 66 次/分，律齐，于各瓣膜听诊区未闻及病理性杂音。

心电图检查见图 1-58。

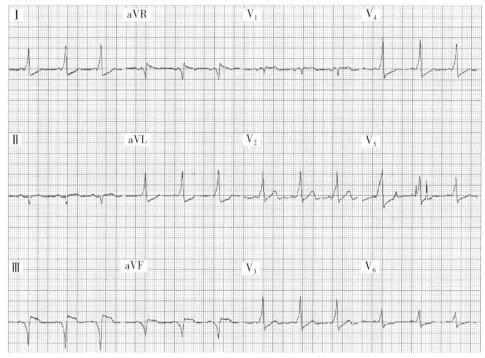

图 1-58 体表十二导联心电图

（1）体表十二导联心电图解析（图 1-59）。

A. 心率。心率为 66 次/分。

B. 节律。节律整齐，P 波和 QRS 波以 1∶1 规律出现，PP 间期相等。

C. P 波。在 Ⅰ、Ⅱ、aVF 导联中，P 波直立；在 aVR 导联中，P 波倒置；在 V_1 导联中，P 波呈双向，为前正后负。

D. PR 段。PR 段缩短，约为 100 ms。

E. QRS 波。QRS 波宽大且畸形，于起始部可见 δ 波；在 V_1 导联中，呈 rSr′形态，QRS 主波向下，δ 波（±）；在 V_2、Ⅰ、aVL 导联中，δ 波及 QRS 主波（+），在 Ⅱ 导联中，δ 波（±），QRS 主波（－）；在 Ⅲ、aVF 导联中，δ 波及 QRS 主波（－）。

F. ST 段。在胸前导联，在 Ⅰ、aVL 导联中，ST 段压低；在 Ⅲ、aVF 导联中，ST 段抬高。

G. T波。T波低平。

H. QTc间期。根据Bazett公式QT/sqrt(RR)计算，可得QTc间期为420 ms。

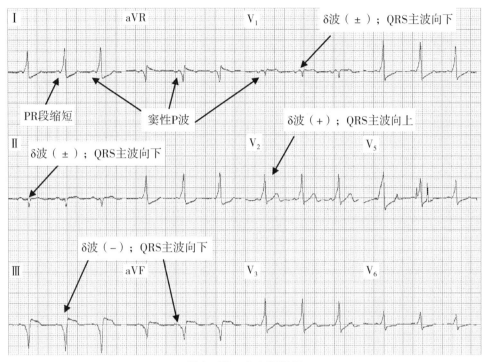

图1-59 心电图解析

该心电图结果提示为窦性P波，窦房结功能正常。P波和QRS波呈规律1∶1出现，提示没有二度以上的房室阻滞。PR间期缩短；QRS波宽大畸形，起始有δ波，故考虑为预激综合征。在V₁导联中，P波呈rSr′形态，δ波（±），QRS主波向下；在Ⅰ、aVL导联中，δ波及QRS主波（+），提示旁路位于三尖瓣环或冠状静脉窦内（心外膜）。在V₂导联中，δ波和QRS主波即为正向，胸导转折早，提示旁路位于瓣环后部。在Ⅲ导联中，QRS波呈QS型，较Ⅱ导联的有明显负向，提示旁路位于间隔部。

（2）心电图解析结果。心电图解析结果为预激综合征（B型），ST-T改变。

（3）临床诊断。临床诊断为预激综合征（B型）并阵发性室上性心动过速，ST-T改变。

（4）治疗策略。

A. 心悸发作时需要恢复窦性心律，可行药物、电复律、射频消融等治疗措施。

B. 择期行导管射频消融术。

针对该患者治疗策略为：择期行导管射频消融术。

（5）心腔内电图分析。

A. 心腔内电图。

心腔内电图见图1-60，CS AV间期显著缩短，CS 9～10电极附近A波和V波基本融合，提示旁路前传激动，位于间隔部。

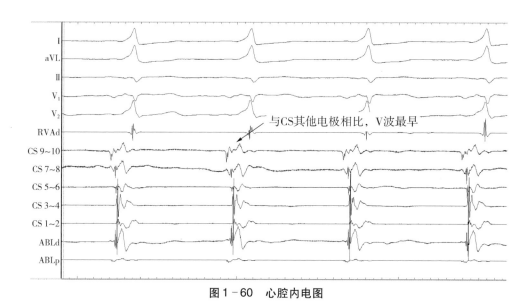

图 1-60 心腔内电图

B. 靶点部位右心室 S1S1 起搏。

靶点部位右心室 S1S1 起搏心腔内电图见图 1-61，提示右心室出现 S1S1 起搏，大头 A 波较 CS 电极提前，窦律时 AV 融合，局部可见旁路电位，提示该部位是理想消融靶点。

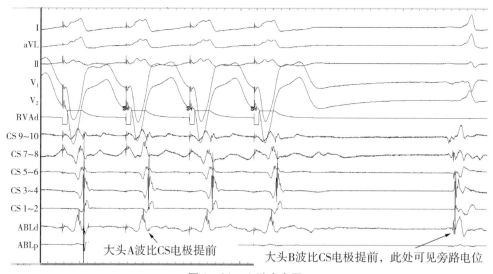

图 1-61 心腔内电图

C. 消融靶点影像（图 1-62）。

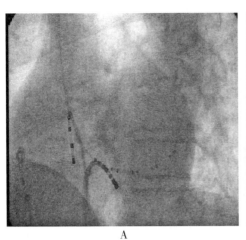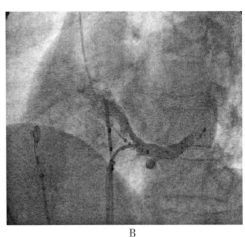

A、B 为不同角度。

图 1-62　消融靶点 X 线影像

D. 右后间隔显性旁路体表心电图（图 1-63）。图 1-63 提示：在 V_1 导联中，QRS 波呈 QS 或 rS 型，δ 波（±/−）；在胸前导联移行较前；在 Ⅰ、aVL 导联中，δ 波及 QRS 主波（+）；在 Ⅲ、aVF 导联中，QRS 波呈 QS 型，但在 Ⅱ 导联中，起始为 r/R 波。

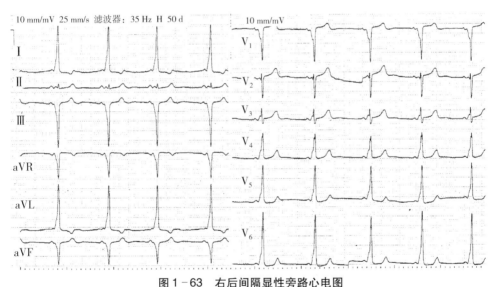

图 1-63　右后间隔显性旁路心电图

E. 左后间隔显性旁路体表心电图（图 1-64）。图 1-64 提示，在 V_1 导联中，δ 波（±/+），QRS 波呈 rSr′ 型或主波向上；若在 Ⅱ、Ⅲ、aVF 导联中，QRS 波均呈 QS 型，则要考虑心外膜旁路的可能。

综上所述，心脏后间隔部位结构较复杂，为后纤维三角部位。消融部位可位于三尖瓣环、二尖瓣环或冠状静脉窦内（心外膜）。对于隐匿性旁路，逆传最早的 P 波位于冠状静脉窦口附近。显性旁路的心电图特点根据旁路位置的不同而改变。右侧后间隔旁路 V_1 多呈 QS 型，QRS 主波向下，在胸导联时移行早；左侧后间隔旁路在 V_1 导联中，多呈 rSr′型或 QRS 主波向上。若在Ⅱ、Ⅲ、aVF 导联中，QRS 波均呈 QS 型，则要考虑心外膜旁路的可能。

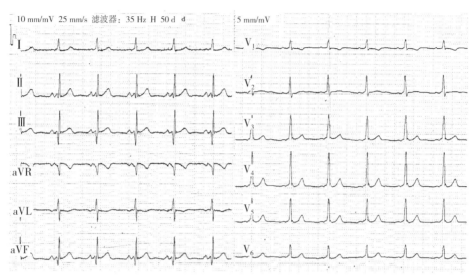

图1-64　左后间隔显性旁路心电图

（谢启应）

（五）旁道前传参与房室折返性心动过速心电图病例解析

【病史简介】 男性患者，40 岁，反复心悸 10 余年入院。心悸发作时无明显诱因，突发突止，发作时心率约为 160 次/分，无晕厥。持续约数小时后可自行缓解或可通过静脉注射药物缓解。

【体格检查】 一般情况好，心界不大，心率为 67 次/分，律齐，于各瓣膜听诊区未闻及病理性杂音。

心电图检查结果见图 1-65。

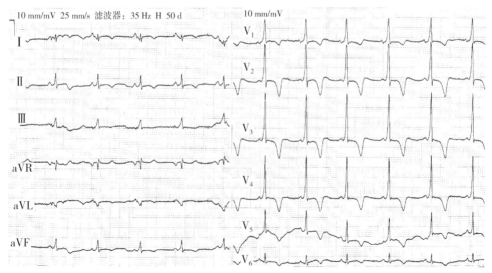

图1-65　体表十二导联心电图

1 体表十二导联心电图解析

(1) 心率。心率为 67 次/分。

(2) 节律。节律整齐，P 波、QRS 规律出现，PP 间期相等。

(3) P 波。在Ⅰ、Ⅱ、aVF 导联中 P 波直立；在 aVR 导联中 P 波倒置；在 V_1 导联中 P 波呈双向，为前正后负。提示为窦性 P 波。

(4) PR 段。PR 段缩短，为 106 ms。

(5) QRS 波。QRS 波宽大畸形，起始部可见 δ 波；在 V_1 导联中 QRS 波呈 Rs 型，时限为 0.125 ms，δ 波呈正向；在Ⅰ、aVL 导联中起始 δ 波呈负向；在Ⅲ、aVF、V_2～V_4 导联中 δ 波呈正向；在Ⅱ导联中 δ 波（±）。

(6) ST 段。在胸前导联中 ST 段水平稍压低。

(7) T 波。T 波倒置，特别是在 V_2～V_4 导联中 T 波呈深倒置。

(8) QTc 间期。根据 Bazett 公式 QT/sqrt(RR) 计算可得，QTc 间期为 440 ms。

图 1-66 提示该 P 波为窦性 P 波，窦房结功能正常。P 波和 QRS 波呈规律 1∶1 出现，提示没有二度以上传导阻滞。PR 间期缩短；QRS 波宽大畸形，起始有 δ 波，故考虑为预激综合征。在 V_1 导联中 δ 波和 QRS 主波向上，在Ⅰ和 aVL 导联中 δ 波为负向，提示旁路位于二尖瓣环侧壁。

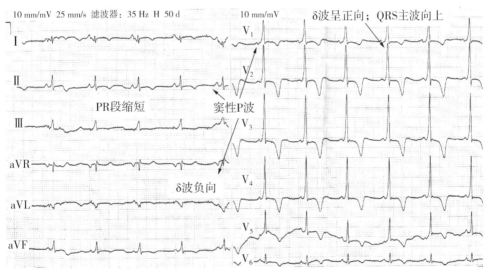

图 1-66 心电图解析

2 心电图解析结果

图 1-67 提示,该结果为预激综合征(A 型)并阵发性室上性心动过速 ST-T 改变。

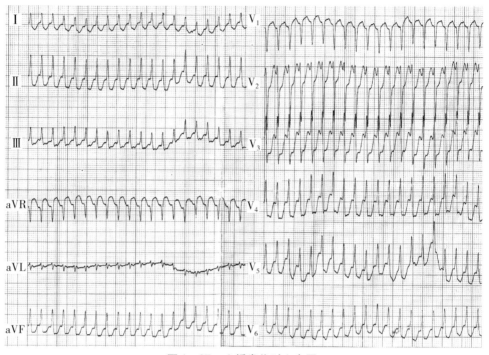

图 1-67 心悸发作时心电图

3 临床诊断

临床诊断为预激综合征(A 型)并阵发性室上性心动过速,ST-T 改变。

4 治疗策略

(1)心悸发作时恢复窦性心律(通过药物、电复律、射频消融等)。

(2)择期行导管射频消融术。

5 心腔内电图分析

(1)心腔内电图(图 1-68)。CS A 波和 V 波呈偏心性激动,CS 1~2 电极附近 V 波较早,A 波和 V 波基本融合,提示旁路有前传功能,位于二尖瓣环侧壁。

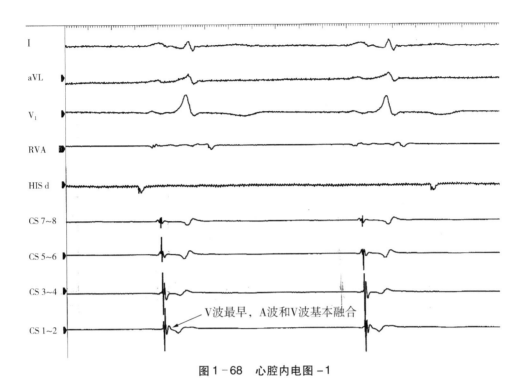

图1-68 心腔内电图-1

（2）右心室S1S1起搏（图1-69）。右心室S1S1起搏，CS逆传P波呈偏心性激动，CS 1~2电极附近较早，提示旁路具有逆传功能，激动由心室经左侧壁旁路逆传至心房。

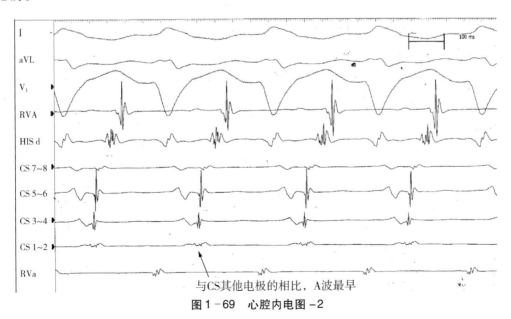

图1-69 心腔内电图-2

（3）消融靶点（图 1-70）。大头局部有旁路电位，AV 融合，放电 [(17～20) W/55 ℃]，1 s 后，旁路前传断开（图 1-70）。心室起搏 VA 分离提示旁路逆传断开（图 1-70 未显示）。

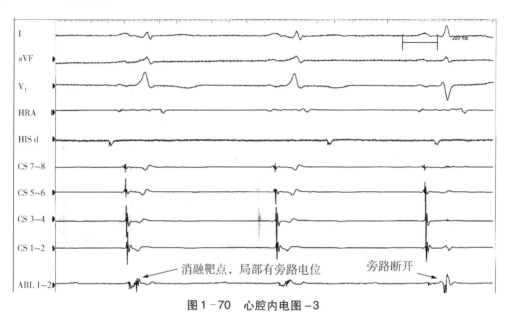

图 1-70　心腔内电图 -3

（4）旁路消融前后体表心电图（图 1-71）。旁路断开后，QRS 波群 δ 波消失。V_1 导联的主波转为负向；Ⅰ 和 aVL 导联的负向 δ 波消失，主波显著呈正向。

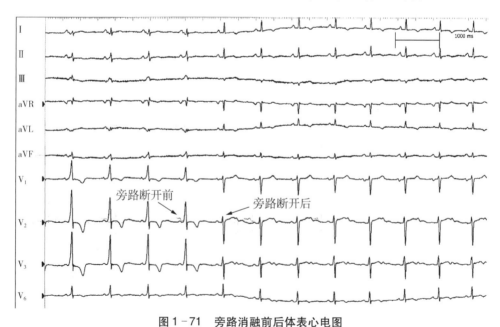

图 1-71　旁路消融前后体表心电图

（5）右侧旁路体表心电图（图1-72）。PR 段缩短；QRS 波宽大、畸形，前可见 δ 波；V_1 导联的 δ 波（负向或 -）和 QRS 主波向下；Ⅰ和 aVL 导联的 δ 波（+）、QRS 主波向上。

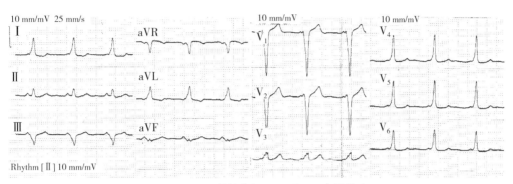

图1-72　预激综合征（B 型）心电图特点

综上所述，预激综合征的心电图特点为：PR 间期缩短，QRS 波群宽大、畸形，起始部有 δ 波，伴随继发 ST-T 改变。V_1 导联的 δ 波和 QRS 主波向上，提示旁路位于二尖瓣环；而 V_1 导联的 δ 波（负向或 -）和 QRS 主波向下，提示旁路位于三尖瓣环。

（谢启应）

第二章 室性心律失常心电图病例解析

第一节 特发性室性期前收缩、室性心动过速心电图病例解析

一、右心室流出道室性期前收缩、室性心动过速心电图病例解析

【病史简介】女性患者,31岁,反复出现心悸2个月。妊娠8周,自妊娠反复出现心悸,复查的心电图结果提示为频发室性期前收缩。动态心电图提示,24 h内总计期前收缩2.7万多次。患者因心悸而影响休息,时感疲惫。曾生产1名女婴,上次妊娠期间无心悸,产检心电图时也无期前收缩。

【体格检查】心率为80次/分,律时有不齐,于各瓣膜听诊区未闻及杂音。

心电图检查见图2-1。

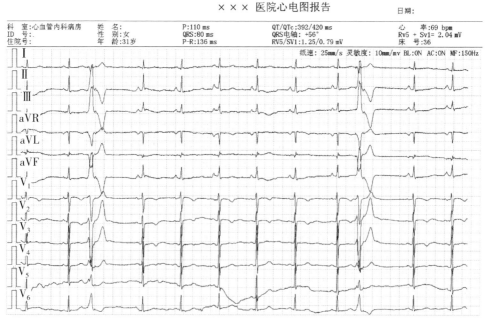

图2-1 体表十二导联心电图

1 体表十二导联心电图解析

(1) 节律。图2-1提示为窦性起源节律，可见Ⅱ、Ⅲ、aVF导联的P波直立，aVR导联的P波倒置；间断有提前出现的宽大、畸形QRS波形。

(2) 心率。节律基本规则，可以按照常规计算心率的方法计算心率，即将60 s除以RR间期。也可以依据简便算法，将1 500除以RR之间的几个最小方格。例如，该患者的RR之间有23个最小方格，则1 500/23≈70。

(3) P波。P波明显，在Ⅱ、Ⅲ和aVF导联中直立，在aVR导联中倒置。

(4) QRS波。QRS波有两种形态，一种符合标准正常的窄QRS波，时限为80 ms，另一种为2个宽大、畸形的QRS波，时限约为160 ms，且其后有完全代偿间歇，为典型的室性期前收缩。其在Ⅱ、Ⅲ和aVF导联中直立，提示其起源于高位；在胸前导联中期前收缩于V_4导联中开始移形，呈左束支形态，提示期前收缩起源于右心室；在Ⅰ导联中呈QS波，在aVL导联中呈QS波，表明期前收缩起源偏前，为右心室流出道前间隔期前收缩。

(5) ST段。ST段未见明显异常。

(6) T波。在Ⅰ、Ⅱ、aVL、V_5~V_6导联中T波呈低平或双向。

(7) QTc间期。根据Bazett公式QT/sqrt(RR)计算，可得QTc间期为420 ms。

2 心电图解析结果

心电图解析结果为窦性心律，频发室性期前收缩（右心室流出道前间隔可能）。

3 临床诊断

临床诊断为窦性心律，频发室性期前收缩（起源于右心室流出道间隔），T波改变。

4 临床治疗策略

患者24 h动态心电图有27 000余次发生期前收缩，症状明显，可选择射频消融术进行治疗。一般情况下，室性期前收缩若24 h不超过10 000次，症状不明显，可考虑随访，不予特殊处理。该患者的症状明显，加之其在妊娠期间，遂考虑行零射线消融室性期前收缩。

5 心腔内电图分析

图2-2中，白色为大头电位图，可见室性期前收缩时，大头电位比体表图提前35 ms。放电消融后，期前收缩消失。a为左前斜位，靶点位于间隔侧；b为后前位，靶点靠前，为一较典型的右心室流出道前间隔起源的室性期前收缩。

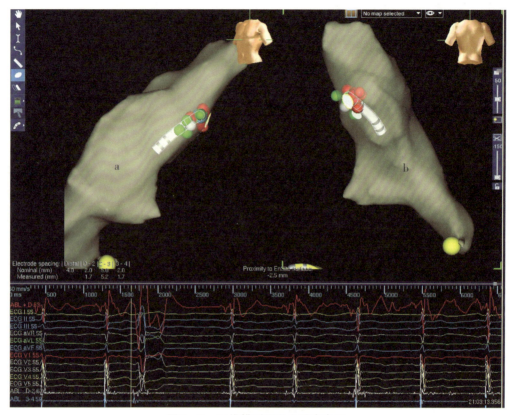

图 2-2 三维模型图和心腔内电图

(王月刚)

二、左心室流出道室性期前收缩、室性心动过速心电图病例解析

（一）左冠状窦（LCC）室性期前收缩、室性心动过速心电图病例解析

【病史简介】 男性患者，19岁，反复出现心悸1年，无黑矇、晕厥。

【体格检查】 心率为80次/分，心律不齐，于各瓣膜听诊区未闻及病理性杂音。心电图检查结果见图2-3。

1 体表十二导联心电图解析

（1）节律。为窦性心律，连发宽大、畸形 QRS 波群。

（2）心率。节律不规则，心率约为84次/分。

（3）P 波。可见明显 P 波。

（4）QRS 波。宽大、畸形的 QRS 波呈右束支样图形，电轴右偏，在 I 导联中呈 Qs 波型，在 aVR/aVL 导联中呈 QS 波，且在 aVL 导联中负向波更深；在 II、III、aVF 导联中呈 R 波，在 V_1 导联中呈 R 波，在 $V_3 \sim V_6$ 导联中为高振幅 R 波，无 S 波。

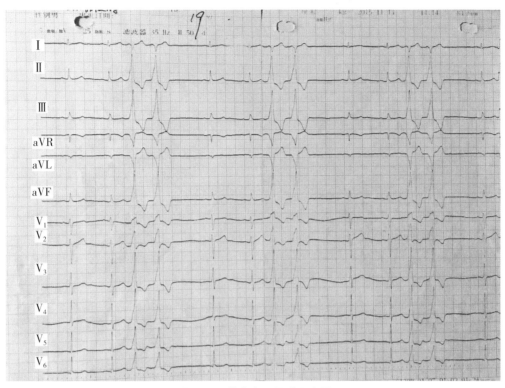

图 2-3 体表十二导联心电图

（5）ST 段。在宽大、畸形的 QRS 波的后面有继发性 ST 段改变。

（6）T 波。在宽大、畸形的 QRS 波的后面有继发性 T 波倒置。

（7）QTc 间期。根据 Bazett 公式 QT/sqrt(RR) 计算，可得 QTc 间期 412 ms。

2　心电图解析结果

心电图解析结果为频发室性期前收缩（频发室性期前收缩），来源于左心流出道的可能性大。

3　临床诊断

临床诊断为频发室性期前收缩。

4　心房颤动治疗策略

行药物治疗或者介入治疗。

针对该患者的治疗策略为：患者症状明显，药物治疗效果不佳，选择行导管射频消融术。

5　手术台上心电图分析

手术台上心电图分析如下（图 2-4）。

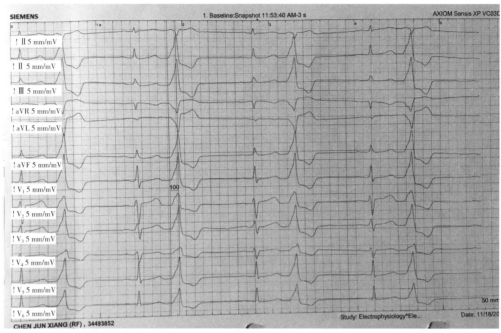

图 2-4 手术台上的心电图

（1）与常规十二导联心电图相似，初步考虑室性期前收缩来源于左心室流出道，予穿刺主动脉以进行标测。

（2）大头电位提前体表心电图提示，QRS 波提前 44 ms（图 2-5 和图 2-6）。

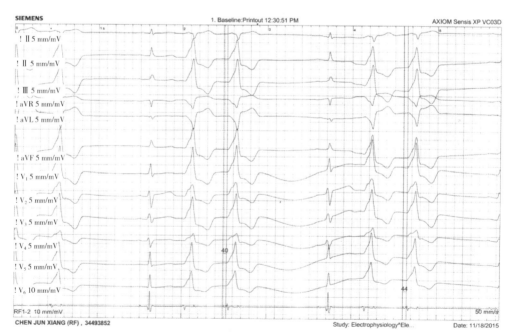

图 2-5 激动标测大头电位较体表提前 44 ms

第一编 激动起源异常心电图病例解析

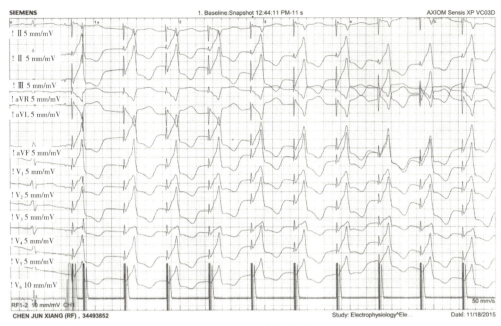

QRS 波和自发室性期前收缩基本一致。

图 2-6 起搏标测

CARTO 三维标测在主动脉根部建模（图 2-7 和图 2-8），可构建出明确的三维模型。红色的血管为左主干，橙色的血管为右冠脉。与其对应的主动脉窦分别为：红黄色的为左冠窦，绿色的为右冠窦，低位深蓝色的为无冠窦，下方黄点为左边的 His。

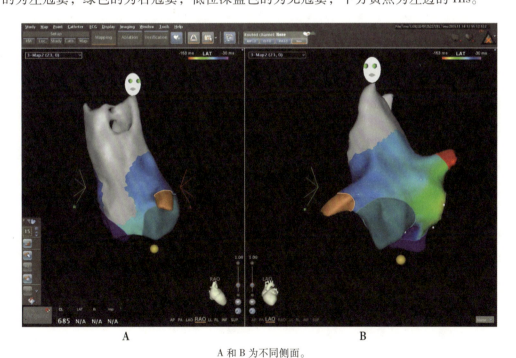

A 和 B 为不同侧面。

图 2-7 CARTO 三维标测系统构建的模型及消融靶点

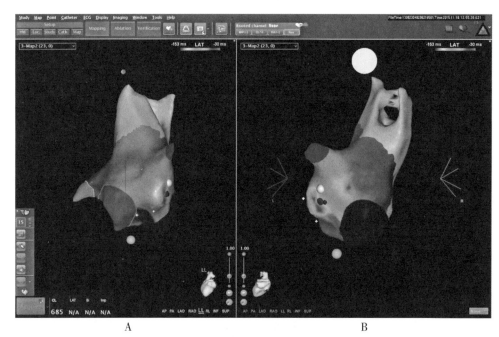

A 和 B 为不同侧面。

图 2-8　CARTO 三维标测系统构建的模型及消融靶点

在左冠窦标测到的最早点为深红色点，该处的大头电位较体表的 QRS 波提前 44 ms，起搏的图形和自发室性期前收缩的图形基本一致。放电消融后，室性期前收缩消失，在该处附近巩固消融。患者无室性期前收缩再发（图 2-9 和图 2-10）。

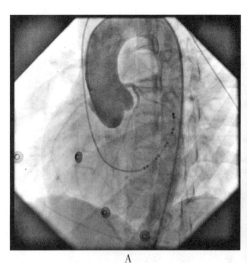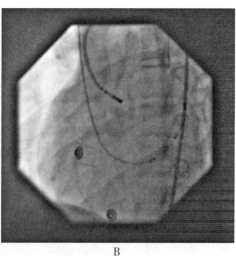

A：主动脉根部造影显示主动脉窦及冠开口；B：消融大头位于靶点位置。

图 2-9　左前斜位 45°的靶点

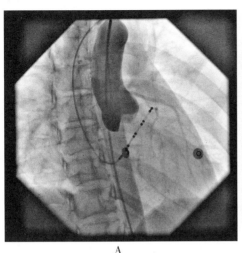
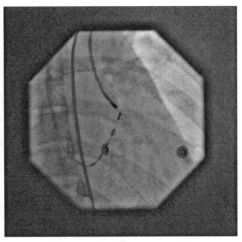

A：主动脉根部造影显示主动脉窦及冠开口；B：消融大头位于靶点位置。

图2-10　右前斜位30°的靶点

综上所述，左冠窦起源的室性期前收缩、室性心动过速的QRS波形态呈右束支样图形，电轴右偏，在Ⅰ导联中呈Qs波型，在aVR/aVL导联中呈QS波型，在Ⅱ、Ⅲ、aVF导联中呈R波型，在胸前导联中移行早，通常在V_2导联之前，$V_3 \sim V_6$导联中为高振幅R波，无S波。

（黄兴福）

（二）右冠状窦（RCC）室性期前收缩、室性心动过速心电图病例解析

【病史简介】男性患者，19岁，反复出现心悸1年，无黑矇、晕厥。

【体格检查】心率为80次／分，心律不齐，于各瓣膜听诊区未闻及病理性杂音。心电图检查结果见图2-11。

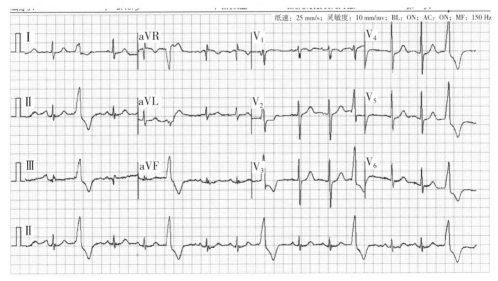

图2-11　体表十二导联心电图

1 体表十二导联心电图解析

（1）节律。为窦性心律，当中提前出现宽大、畸形 QRS 波群。

（2）心率。节律不规则，心率约为 90 次/分。

（3）P 波。可见明显 P 波。

（4）QRS 波。宽大、畸形的 QRS 波呈右束支样图形，电轴右偏，在 Ⅰ 导联中呈 Rs 波型，在 aVR/aVL 导联中呈 QS 波型，且在 aVR 导联中负向，波更深。在 Ⅱ、Ⅲ、aVF 导联中呈 R 波型，在 V_1 导联中呈 rS 型，移行在 V_2 导联，在 $V_3 \sim V_6$ 导联中为高振幅 R 波，无 S 波。

（5）ST 段。在宽大、畸形的 QRS 波的后面有继发性 ST 段改变。

（6）T 波。在宽大、畸形的 QRS 波的后面有继发性 T 波倒置。

（7）QTc 间期。根据 Bazett 公式 QT/sqrt(RR) 计算，可得 QTc 间期为 396 ms。

2 心电图解析结果

心电图解析结果为频发室性期前收缩（频发室性期前收缩），有可能来源于右心室流出道或者左心室流出道。

3 临床诊断

临床诊断为频发室性期前收缩。

4 心房颤动治疗策略

可行药物治疗或者介入治疗。

针对该患者治疗策略为：由于患者症状明显，药物治疗效果不佳，故选择行导管射频消融术。

5 手术台上心电图分析

（1）和常规十二导联心电图类似（图 2-12），移行在 V_3，初步考虑室性期前收缩来源于左心室流出道的可能性大，予穿刺主动脉进行标测。

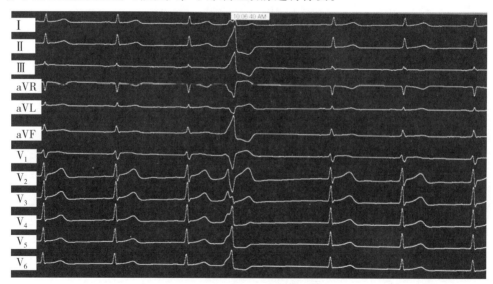

图 2-12 手术台上的心电图

激动标测显示大头电位提前体表心电图QRS波36 ms（图2-13）。

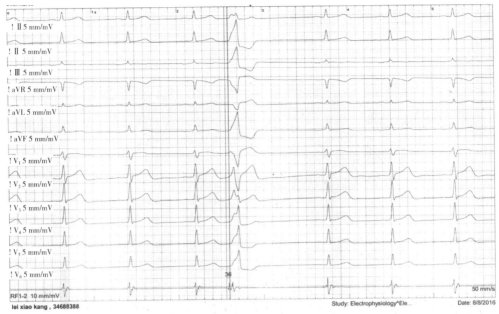

图2-13 激动标测显示大头电位提前36 ms

在起搏标测中，QRS波和自发室性期前收缩基本一致（图2-14）。

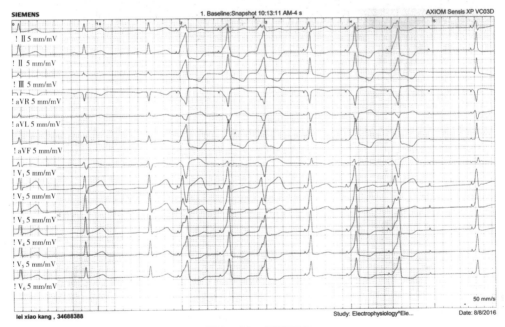

图2-14 起搏图形

CARTO三维标测在主动脉根部建模（图2-15），可构建出明确的三维模型，绿点区域为右冠窦的最低点，粉点区域和红点区域为右冠窦近左冠窦的位置，粉点区域为标测到的最早激动点所在,红点区域为消融点。该处的大头电位较体表的 QRS 波提前 36 ms,起搏的图形和自发室性期前收缩的图形基本一致。放电消融后,室性期前收缩消失,在该处附近巩固消融。患者无室性期前收缩再发。紫色点区域为左冠窦所在位置,白点区域为无冠窦所在位置。X 线下显示主动脉窦及消融大头位于靶点位置(图 2-16 和图 2-17)。

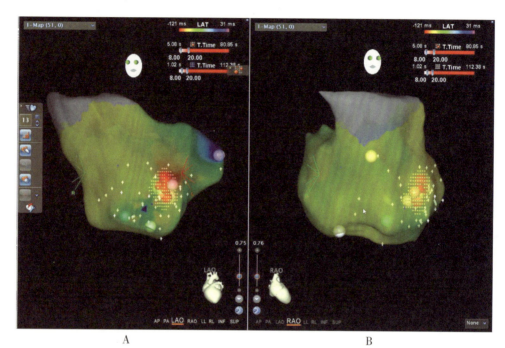

A、B 为不同侧面。

图 2-15 CARTO 三维重建模型及靶点

左前斜位 45°的靶点见图 2-16 和图 2-17。

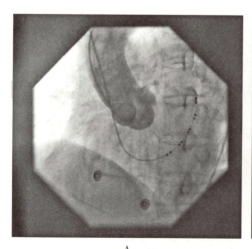 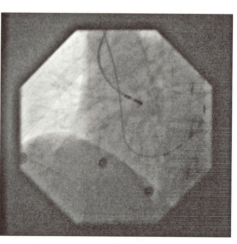

A：主动脉根造影显示主动脉窦及冠脉开口；B：消融大头位于靶点位置。

图 2-16 左前斜位 45°的靶点

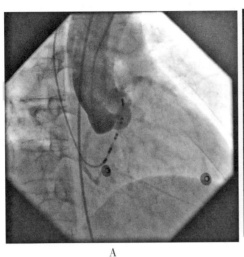
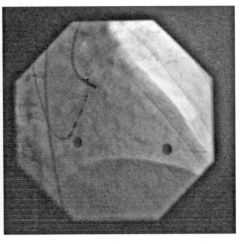

A、B 为不同视野。

图 2-17 左前斜位 45°的靶点

综上所述，右冠窦起源的室性期前收缩、室性心动过速的 QRS 波形态呈宽大、畸形的 QRS 波呈右束传导阻滞样，电轴右偏，在 I 导联中呈 Rs 波型，在 aVR/aVL 导联中呈 QS 波型，且在 aVR 导联中其负向波更深。在 II、III、aVF 导联中呈 R 波型，在 V_1 导联中呈 rS 型，移行在 V_2、V_3，$V_3 \sim V_6$ 导联中为高振幅 R 波，无 S 波。

（黄兴福）

（三）左冠状窦与右冠状窦交界区（LCC-RCC）室性期前收缩、室性心动过速心电图病例解析

【病史简介】患者年轻女性，以反复心悸就诊。

【体格检查】心率为 86 次/分，律齐，频发期前收缩。行心电图检查，结果提示室性期前收缩（图 2-18）。

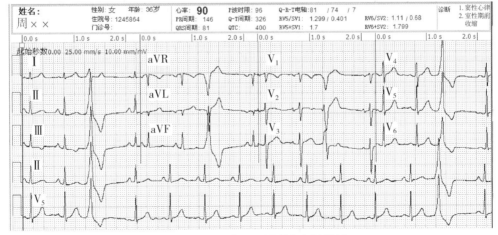

图 2-18 体表十二导联心电图解析

(1) 节律。为窦性心律，频发期前收缩。P 波与 QRS 呈 1∶1 传导。

(2) 心率。RR 间期为 146 ms，心室率为 90 次/分。

(3) QRS 波。QRS 波间期为 60 ms。在 Ⅰ 导联和 Ⅲ 导联中呈 Rs 型。在胸前导联中从 V_4 移行。

(4) 期前收缩形态。发生期前收缩时，在 Ⅱ、Ⅲ 和 aVF 导联中 QRS 波主波向上；在胸前导联中 R/S＞1，移行在 V_3；在 V_1 和 V_2 导联中，QRS 呈 QS 或 rS 型，考虑左右窦交界区起源。

(5) ST-T。ST 段在等电位线上，T 波在前壁导联 V_1～V_4 中倒置。

(6) QTc 间期。QTc 间期为 278 ms（根据 Bazett 公式计算）。

诊断结果如下。

(1) 心电图解析结果。为窦性心律，频发室性期前收缩。

(2) 临床诊断。为窦性心律，频发室性期前收缩（动态心电图结果显示：频发单形室性期前收缩，每 24 小时为 10 360 个）。

患者较年轻，其心悸症状较为严重，没有基础心脏病，有强烈根治愿望，拒绝长期药物治疗。后来，患者遵照医嘱，选择射频消融。

图 2-19 显示：出现室性期前收缩时，CSD-2 电极上 V 波最早，但不早于体表。

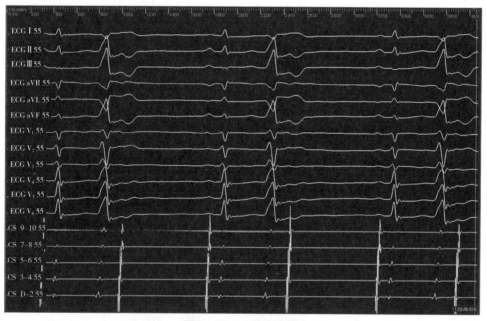

图 2-19　心腔内电图

图 2-20 显示：在左右窦之间标测到提前出线的碎裂波，提前体表 38 ms。消融 20 s 时期前收缩消失。

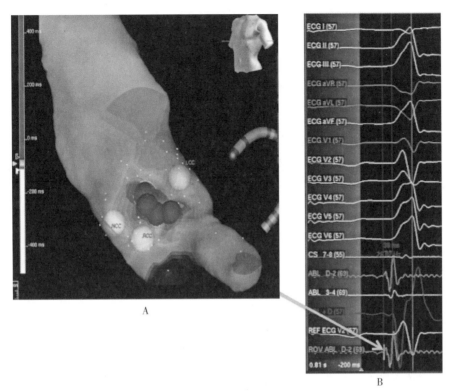

A：三维消融靶点图；B：二维消融靶点图。

图 2-20 消融

综上所述，该心电图诊断：窦性心律，频发室性期前收缩（起源于左右窦交界处）。

（彭澍）

（四）主动脉瓣与二尖瓣交界区（AMC）室性期前收缩、室性心动过速心电图病例解析

【病史简介】男性患者，59岁，体检时发现频发室性期前收缩来就诊。患者平素无特殊不适，偶觉心悸，与活动和情绪激动无关。

(1) 节律。为窦性心律，频发室性期前收缩。

(2) 心率。RR 间期为 155 ms，心室率为 87 次/分。

(3) QRS 波。间期为 60 ms。在 Ⅰ 导联和 Ⅲ 导联中呈 Rs 型。在胸前导联中从 V_4 移行。

(4) 期前收缩形态。发生室性期前收缩时，在 Ⅱ 导联、Ⅲ 导联和 aVF 导联中 QRS 波主波向上，在 V_1 导联中 QRS 波以 R 波为主，在 aVL 导联中 QRS 波为负向波，左心室流出道期前收缩明确。在胸前导联 $V_1 \sim V_6$ 均呈高大 R 波，R/S>1 移行在 V_3，考虑为 AMC 左右窦交界区起源。

(5) ST-T。ST 段在等电位线上，T 波在前壁导联 $V_4 \sim V_6$ 处低平。

(6) QTc 间期。QTc 间期 306 ms（根据 Bazett 公式计算）。

诊断结果如下。

(1) 心电图解析结果（图 2-21）。为窦性心律，偶发室性期前收缩。

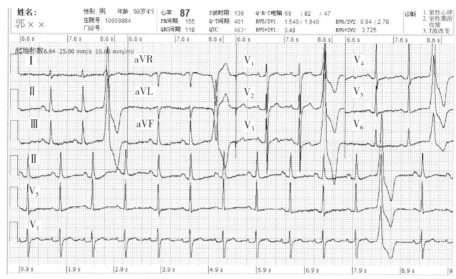

图 2-21　体表十二导联心电图解析

(2) 临床诊断。为窦性心律，频发室性期前收缩（动态心电图结果显示：频发单形室性期前收缩，每 24 h 为 9 346 个）。

(3) 治疗策略。患者的心悸症状重，没有基础心脏病，拒绝药物治疗。最终选择射频消融。

行心腔内电图检查（图 2-22），结果显示出现室性期前收缩时，CSD-2 电极上 V 波最早，但不早于体表。

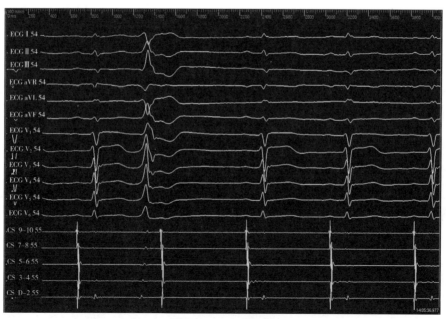

图 2-22　心腔内电图

消融见图2-23。

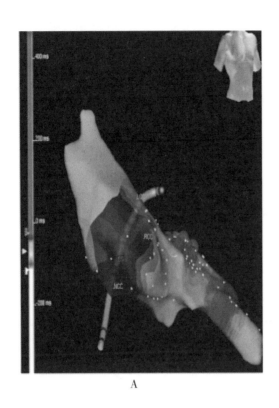
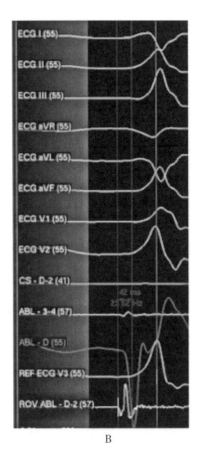

A：三维消融靶点图；B：二维消融靶点图。
图2-23 消融

在AMC标测到提前出现的碎裂波，提前体表的42 ms。消融24 s时，期前收缩消失，巩固消融后未见期前收缩再发。

综上所述，该心电图诊断结果：窦性心律，频发室性期前收缩（起源于AMC）。

（彭澍）

（五）心大静脉/前室间静脉（GCV/AIV）室性期前收缩、室性心动过速心电图病例解析

【病史简介】女性患者，26岁，阵发性心悸胸闷5 g，加重1周。

【体格检查】心率为86次/分，心律不齐，可闻及期前收缩，约为10次/分，于各瓣膜听诊区未闻及病理性杂音。

心电图检查结果见图2-24。

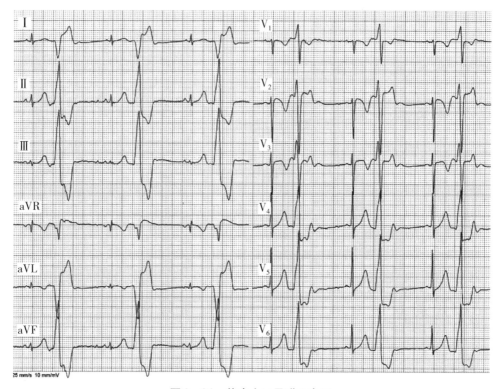

图 2-24　体表十二导联心电图

1　体表十二导联心电图解析

（1）为室性期前收缩二联律。

（2）室性期前收缩特点：电轴下偏，在Ⅰ、aVR、aVL 导联中呈 QS，在Ⅱ、Ⅲ、aVF 导联中呈 R 波，在 V_1、V_2、V_3 导联中呈 rS，在胸前导联中移行在 $V_3 \sim V_4$，在胸前导联中 R 波逐渐升高。

2　心电图解析结果

室性期前收缩二联律，室性期前收缩来源前室间静脉抑或主动脉窦部。

3　治疗策略

24 h 内发生室性期前收缩 3 万余次，服用抗心律失常药物后未见明显改善，选择行导管射频消融术。

4　心腔内电图分析

（1）在右心室流出道标测均未标到理想靶点。

（2）在左冠窦（left coronary casp，LCC）标测提前 28 ms，消融不成功（图 2-25）。

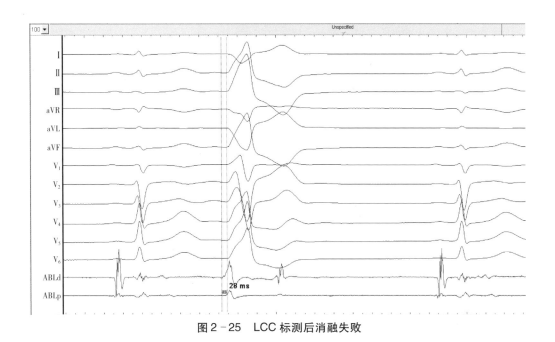

图2-25 LCC标测后消融失败

（3）在前室间静脉标到理想靶点，提前34 ms（图2-26至图2-28），起搏与室性期前收缩形态一致，在15 W/45 ℃条件下放电5 s后室性期前收缩消失，持续消融60 s。

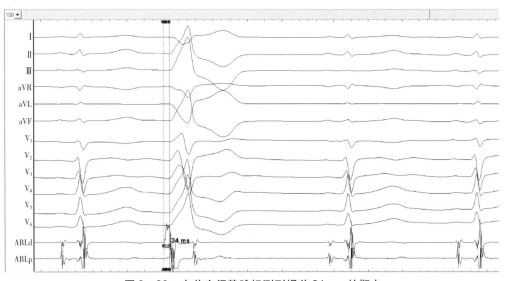

图2-26 在前室间静脉标测到提前34 ms的靶点

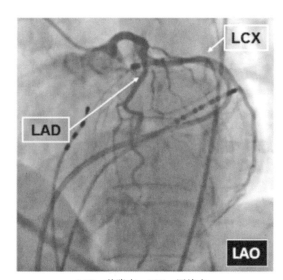

LAD：前降支；LCX：固旋支。

图 2-27 放电前左前斜冠脉造影

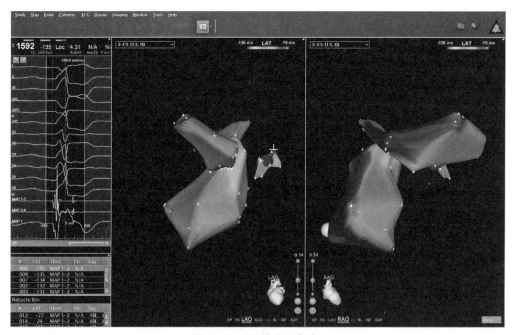

图 2-28 三维消融靶点

（周滔）

三、三尖瓣环室性期前收缩、室性心动过速心电图病例解析

【病史简介】男性患者，65岁，反复出现心悸6个月，无气促、晕厥。

【体格检查】心界不大，心率86次/分，心律不齐，频发室性期前收缩，为20～

30 次/分，各瓣膜听诊区未闻及病理性杂音。

心电图检查结果见图 2-29。

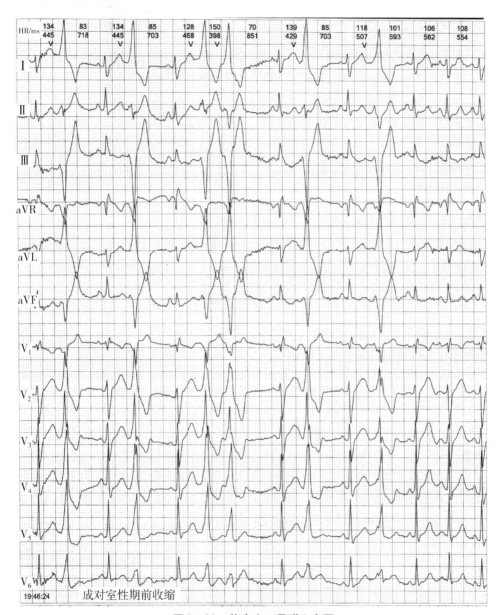

图 2-29 体表十二导联心电图

1 体表十二导联心电图解析

(1) 节律。为窦性心律。

(2) 心率。心率为 94 次/分。

(3) P 波。P 波在 Ⅱ 导联中直立，在 aVR 导联中倒置，时限为 0.10 s，PR 间期为 0.12 s。

(4) QRS 波。时限为 0.11 s，可见提早出现的宽大、畸形 QRS 波（时限为

0.15 s），其前无相关 P 波，代偿间歇完全；宽大、畸形 QRS 波在下壁导联中呈 rS 型，在 Ⅰ、aVL、$V_2 \sim V_6$ 导联中呈 R 型，在 V_1 导联中呈 QS 型，移行于 $V_1 \sim V_2$。

（5）ST 段。为宽大、畸形 QRS 波，ST 段发生继发性改变。

（6）T 波。为宽大、畸形 QRS 波，T 波与主波方向相反。

（7）QTc 间期。QTc 间期为 367 ms［根据 Bazett 公式 QT/sqrt（RR）计算］。

2 心电图解析结果

为窦性心律，不完全性右束支传导阻滞，频发室性期前收缩，部分形成二联律及成对。

3 临床诊断

频发三尖瓣环室性期前收缩。

4 治疗策略

（1）频发室性期前收缩的诊断明确（动态心电图记录室性期前收缩为每 24 h 31 265 个，呈单一形态，部分成对）。

（2）患者反复出现心悸，服用美托洛尔未见明显改善。

（3）针对该患者治疗策略为：行心内电生理检查及导管射频消融术。

5 心腔内电图分析

（1）发生室性期前收缩时，QRS 波在下壁导联中呈 rS 或 QS 型，在 Ⅰ、aVL、$V_2 \sim V_5$ 导联中呈 R 型，在 V_1 导联中呈 rs 型。冠状窦电极检测结果显示，室性期前收缩时 CS 9～10 V 波出现最早（图 2-30）。

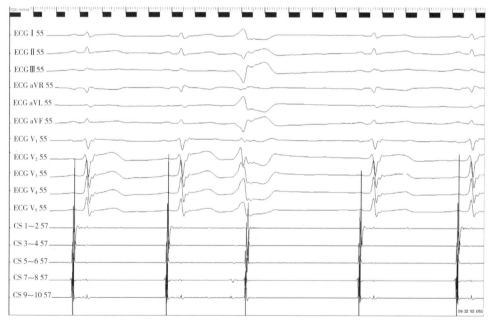

图 2-30 心腔内心电图

（2）采用 Ensite-NavX 三维标测系统，经右股静脉入路，在三尖瓣环间隔部标测到靶点。出现窦性心律时可见靶点呈小 A 波、大 V 波；出现室性期前收缩时，V 波较体表 QRS 波提前 37 ms，单极电图见 QS 陡峭（图 2-31）。

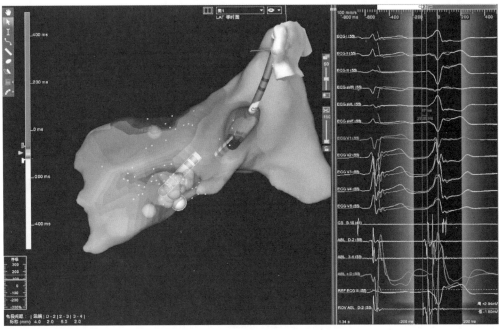

图 2-31　经股静脉入路三维靶点

（3）采用冷盐水灌注大头导管，在温控 43 ℃、30 W 条件下，于消融过程中室性期前收缩消失，但停止消融时期前收缩迅速出现（图 2-32）。

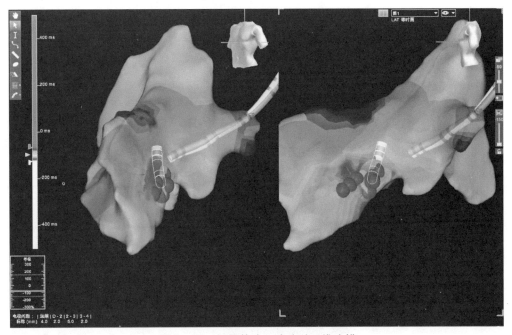

图 2-32　经股静脉入路消融三维建模

（4）手术中暂停消融时仍出现频发室性期前收缩，在 V_1 导联中期前收缩由 rS 型逐渐转变为 R 型（图 2-33）。

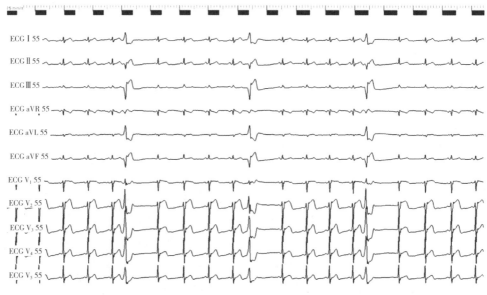

图 2-33 经股静脉入路消融后心电图

（5）以大头导管改由经右锁骨下静脉入路，在三尖瓣环间隔部标测到靶点，出现窦性心律时可见靶点呈小 A 波和大 V 波，出现室性期前收缩时 V 波较体表 QRS 波提前 32 ms，在单极电图可见 QS 陡峭（图 2-34）。

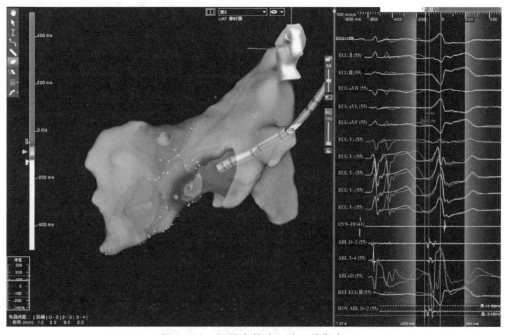

图 2-34 经颈内静脉入路三维靶点

(6) 大头导管改由经右锁骨下静脉入路，出现窦性心律时可见靶点呈小 A 波、大 V 波，出现室性期前收缩时 V 波较体表 QRS 波提前 32 ms，在单极电图可见 QS 陡峭（图 2-35）。

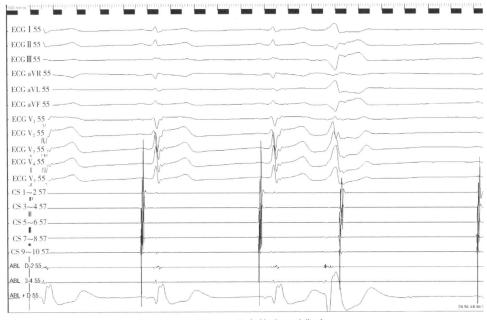

图 2-35　经颈内静脉入路靶点

(7) 采用冷盐水灌注大头导管，在温控 43 ℃、30 W 条件下，消融后室性期前收缩消失（图 2-36）。

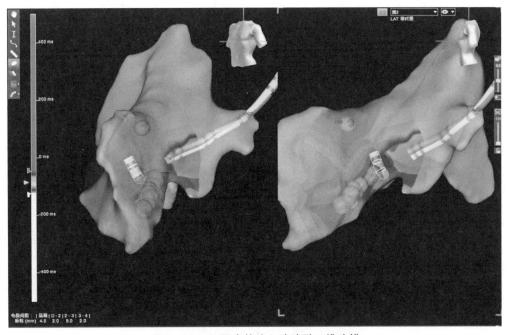

图 2-36　经颈内静脉入路消融三维建模

(8) 消融影像。分别以左前斜位（图 2-37A）、右前斜位（图 2-37B）经股静脉入路，行消融 X 线影像，可见大头消融导管在 SR0 鞘管支撑下于三尖瓣环 5：30 位置消融。受三尖瓣影响，导管难以直接贴靠至靶点。消融时期前收缩终止，但停止消融时期前收缩再次出现。图 2-37C 及图 2-37D 分别为经锁骨下静脉入路左前斜位及右前斜位消融 X 线影像，消融导管靶点位置与经股静脉入路靶点位置几乎一致，尽管靶点位置并未比股静脉入路位置进一步提前，但由于改变了消融导管贴靠的方向，成功消融。在三尖瓣环室性期前收缩消融时，从传统路径消融不能成功，增加经锁骨下静脉入路途径消融，不失为有效的补充，增加消融成功率。

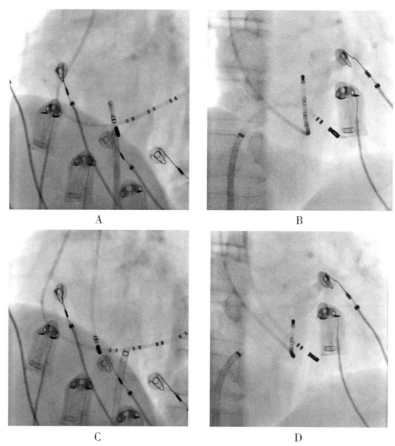

A：左前斜位；B：右前斜位；C：经锁骨下静脉入路左前斜位；
D：经锁骨下静脉入路右前斜位。

图 2-37 消融影像

6 术后心电图分析

为窦性心律，与术前心电图对比，期前收缩消失，PR 间期为 0.134 s，QRS 波时限为 0.104 s，QTc 间期为 460 ms（图 2-38）。

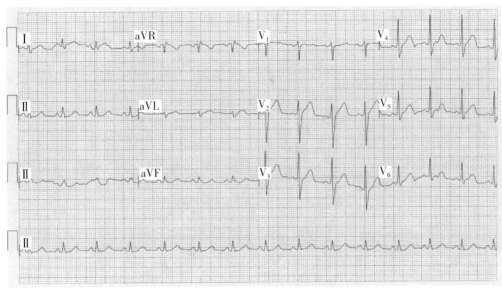

图2-38 术后体表十二导联心电图

参考文献

[1] TADA H, TADOKORO K, ITO S, et al. Idiopathic ventricular arrhythmias originating from the tricuspid annulus: prevalence, electrocardiographic characteristics, and results of radiofrequency catheter ablation [J]. Heart rhythm, 2007, 4 (1): 7-16.

[2] DEL CARPIO MUNOZ F, SYED F F, NOHERIA A, et al. Characteristics of premature ventricular complexes as correlates of reduced left ventricular systolic function: study of the burden, duration, coupling interval, morphology and site of origin of PVCs [J]. Journal of cardiovascular electrophysiology, 2011, 22 (7): 791-798.

[3] LI T, ZHAN X Z, XUE Y M, et al. Combined approach improves the outcomes of catheter ablation of idiopathic ventricular arrhythmias originating from the vicinity of tricuspid annulus [J]. Pace-pacing and clinical electrophystionlogy, 2014, 37 (5): 624-629.

[4] VAN HERENDAEL H, GARCIA F, LIN D, et al. Idiopathic right ventricular arrhythmias not arising from the outflow tract: prevalence, electrocardiographic characteristics, and outcome of catheter ablation [J]. Heart rhythm, 2011, 8 (4): 511-518.

（曾智桓）

四、调节束室性期前收缩、室性心动过速心电图病例解析

【病史简介】女性患者，29岁，2015年2月，因晕厥在外院植入双腔ICD（多次动态心电图结果提示：室性期前收缩，未记录到室性心动过速。心电监护曾记录到室性心动过速）。患者诉1年前再次反复出现心悸伴胸闷，动态心电图结果提示：室性期前收缩。

【体格检查】心率为75次/分，听诊可闻及提前出现的心音，第一心音较强，第二

心音微弱。于各瓣膜听诊区未闻及病理性杂音。于双肺未闻及干湿啰音,心界不大。

心电图检查见图 2-39。

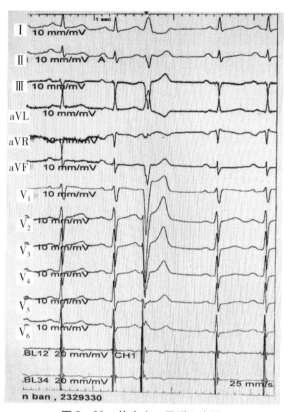

图 2-39 体表十二导联心电图

1 体表十二导联心电图解析

(1) 期前出现的 QRS 波前无 P 波。

(2) 期前出现的 QRS 波形态宽大、畸形,时限大于 0.12 s,T 波方向部分与 QRS 的主波方向相反。

(3) 出现完全性代偿间歇(期前收缩前后的 2 个窦性 P 波间距为正常 PP 间距的 2 倍)。

(4) 室性期前收缩 QRS 形态特征为:①在下壁导联中呈负向(QS 型);②在标准 Ⅰ 导联及 aVL 导联中完全正向;③出现束支传导阻滞,在胸前导联(V_5)移行较迟(图 2-40)。

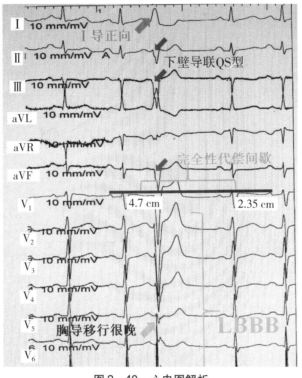

图 2-40 心电图解析

2 心电图解析结果
为室性期前收缩，考虑调节束来源。

3 临床诊断
（1）特发性室性心动过速可能导致晕厥。可发生在 ICD 术后。
（2）室性期前收缩（调节束来源）。

4 室性期前收缩治疗策略
该患者仅给予药物难以控制频发室性期前收缩，且其心悸伴胸闷症状明显，既往曾发作过室性心动过速及晕厥，故本次选择行导管射频消融术。

5 调节束室性期前收缩消融过程
在心腔内超声（intracardiac echocardiography，ICE）指导下调节束室性期前收缩消融过程。

（1）行术前体表 ECG（图 2-41）。

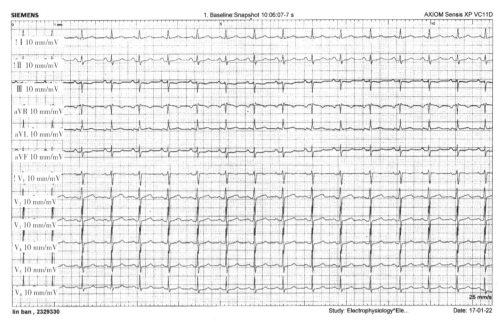

图2-41 术前体表心电图

(2) 将ST导管置于右心室进行电压标测,结果提示无明显低电压区(图2-42)。

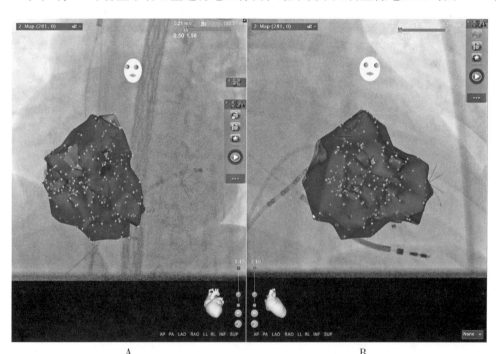

A:左前斜体位(LAO);B:右前斜体位(RAO)。

图2-42 右心室电压标测三维模型

（3）借助心腔 ICE 结合 Carto-Univu 图像融合技术，清晰构建并显示调节束（图 2-43）。

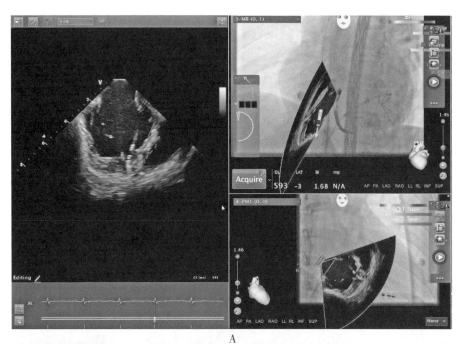

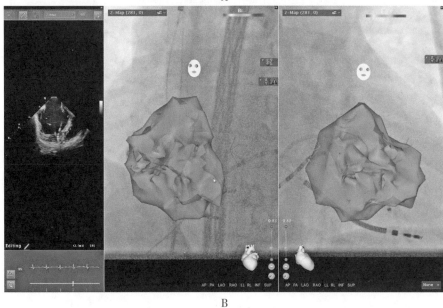

A：消融导管贴靠调节束，三维图像及 Univu 图像显示各自位置关系；B：右心室三维模型可通过心腔内超声导管构建、调节位置。

图 2-43 调节束的 Carto-Univu

（4）于调节束附近进行起搏标测，寻找起搏相似靶点（图2-44和图2-45）。

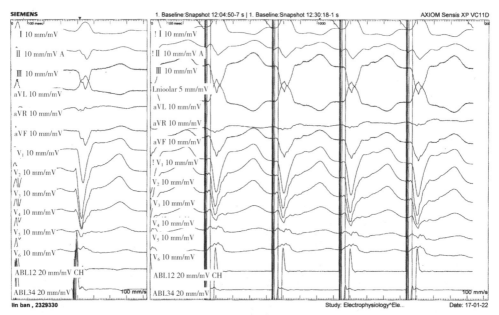

图2-44 起搏相似靶点

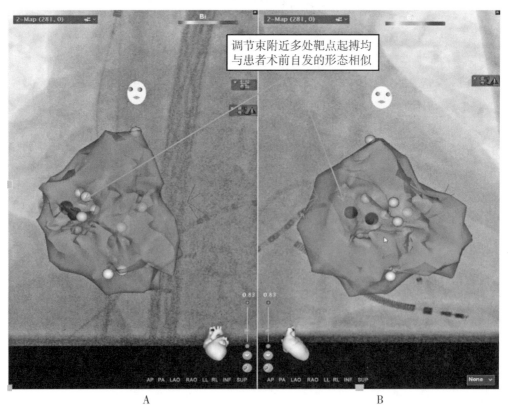

调节束附近多处靶点起搏均与患者术前自发的形态相似

A：左前斜视（LAO）图；B：右前斜视（RAO）图。

图2-45 三维靶点建模

（5）在靶点及附近区域进行放电消融（图 2-46），红点区域为消融靶点。

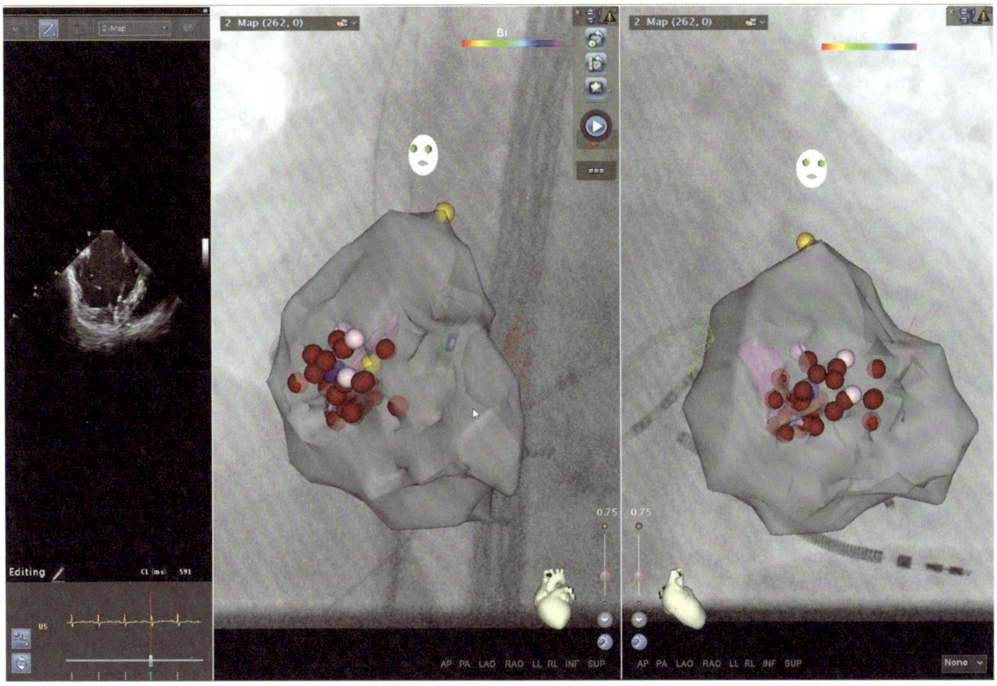

图 2-46　三维消融靶点

（6）消融结果与启发。消融后有短暂的右束支图形。观察 30 min，反复滴异丙肾上腺素，室性期前收缩及室性心动过速不再被诱发；术后复查动态心电图未见室性心动过速及室性期前收缩；ICE 对调节束室性期前收缩的消融有很好的引导作用，可明确消融部位，提高消融成功率。

综上所述，该患者室性期前收缩 QRS 形态特征为：①在下壁导联中呈负向（QS 型）；②在标准Ⅰ导联及 aVL 导联中呈完全正向；③出现束支传导阻滞，在胸前导联移行很迟；此患者无结构性心脏病，出现室性心动过速及心室颤动，引起晕厥。尽管植入了 ICD，但患者仍有频发室性期前收缩，且心悸症状明显，今后可能会出现"电风暴"现象。因此，射频消融或许可改善患者症状及预后。ICE 对调节束室性期前收缩的消融有很好的引导作用，可明确消融部位，提高消融成功率。

（王先宝）

五、左前分支性室性期前收缩、室性心动过速心电图病例解析

【病史简介】男性患者，21 岁，2 年来无明显诱因下出现心悸、胸闷，持续数分钟至数小时可自行缓解，无黑矇、晕厥。

【体格检查】心率为 130 次/分，心律齐，于各瓣膜听诊区未闻及病理性杂音。

心电图检查见图 2-47。

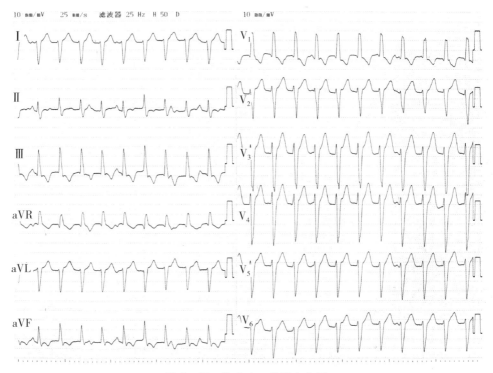

图 2-47 体表十二导联心电图

1 体表十二导联心电图解析

（1）节律。RR 间期规则。

（2）心率。心率为 130 次/分。

（3）P 波。偶见 P 波。

（4）QRS 波。在胸前导联中 V_1 呈 rSr′型，时限小于 0.12 s（不完全性右束支传导阻滞），在 $V_2 \sim V_6$ 导联中呈 rS 型。电轴右偏，在 Ⅰ 导联中呈 rS 型，在 Ⅲ 导联中呈 qRs 型。

（5）ST 段。在 $V_5 \sim V_6$ 导联中水平压低 0.05～0.10 mV。

（6）T 波。在 Ⅰ、Ⅱ、Ⅲ、aVR、aVF、V_1 导联中，T 波低平或为负向。

（7）QTc 间期：QTc 间期为 392 ms ［根据 Bazett 公式 QT/sqrt(RR) 计算］。

2 心电图解析结果

心电图解析结果为室性心动过速，室房分离。

3 临床诊断

左心室特发性室性心动过速（左前分支）。

4 左心室特发室性心动过速治疗策略

（1）恢复并维持窦性心律。

（2）控制心室率。

针对该患者治疗策略为：患者仅依靠药物难以长期维持窦性心律，且症状明显，故选择行导管射频消融术。

5 心腔内电图分析

（1）行术前标测，借助消融导管，在左心室三维建模，诱发室性心动过速（图2-48）。

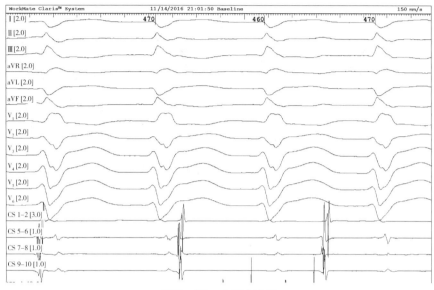

图2-48　心腔内电图

（2）行左心室左前间隔标测，测得局部碎裂浦肯野纤维电位（P电位），提前体表心电图QRS波29 ms，以此为靶点成功消融，转回窦性心律（图2-49至图2-51）。

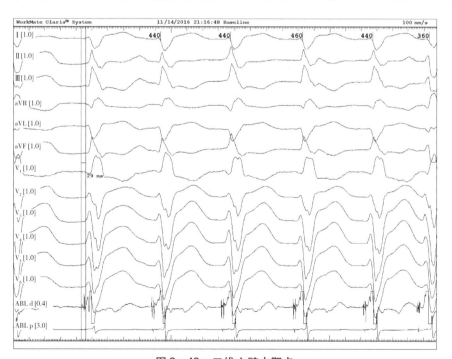

图2-49　二维心腔内靶点

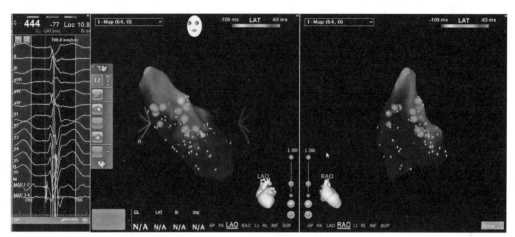

图 2-50　三维消融靶点

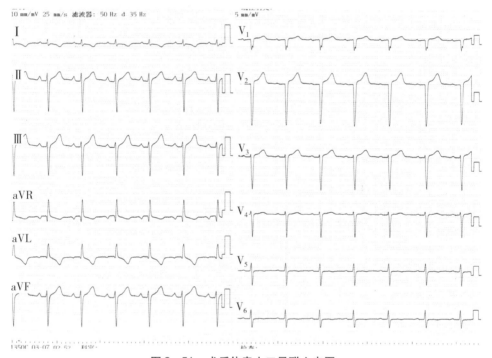

图 2-51　术后体表十二导联心电图

综上所述，左前分支室性心动过速心电图特点为：右束支传导阻滞合并电轴右偏，室房分离，RR 间期匀齐，QRS 波时限正常。

（李腾）

六、左后分支性室性期前收缩、室性心动过速心电图病例解析

【病史简介】 男性患者,29 岁,1 年前开始劳累后出现心悸、胸闷,持续数分钟至数小时,可自行缓解,无黑矇、晕厥。

【体格检查】 心率为 170 次/分,心律齐,于各瓣膜听诊区未闻及病理性杂音。

心电图检查见图 2-52。

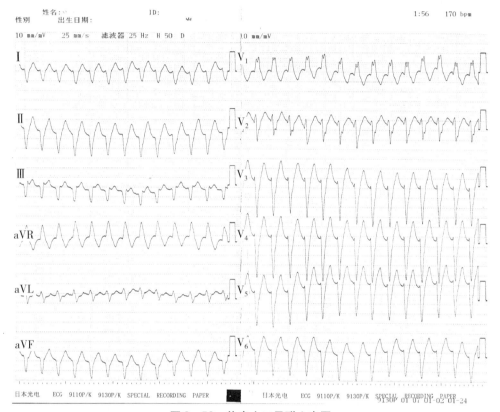

图 2-52 体表十二导联心电图

1 体表十二导联心电图解析

(1) 节律。RR 间期规则。

(2) 心率。心率为 170 次/分。

(3) P 波。偶见 P 波。

(4) QRS 波。在胸前导联中,V_1 呈 rSr′型,时限大于 0.12 s(完全性右束支传导阻滞),在 $V_2 \sim V_6$ 导联中呈 rS 型。电轴左偏,在 Ⅰ、Ⅱ、Ⅲ、aVF 导联中呈 rS 型,在 aVR 导联中呈 R 型。

(5) ST 段。在 $V_5 \sim V_6$ 导联中是水平压低 0.05~0.10 mV。

(6) T 波。在 Ⅰ、Ⅱ、Ⅲ、aVF、$V_2 \sim V_6$ 导联中,T 波呈正向,aVL 导联中呈低平。在 aVR、V_1 导联中,T 波为负向。

(7) QTc 间期。QTc 间期为 384 ms［根据 Bazett 公式 QT/sqrt(RR) 计算］。

心电图解析结果为：室性心动过速，室房分离。

3 临床诊断

左心室特发性室性心动过速（左后分支）。

4 左心室特发室性心动过速治疗策略

(1) 恢复并维持窦性心律。

(2) 控制心室率。

针对该患者的治疗策略为：患者仅靠药物难以长期维持窦性心律，且症状明显，故选择行导管射频消融术。

5 心腔内电图分析

(1) 行术前标测借助消融导管在左心室进行三维建模，诱发室性心动过速（图 2－53）。

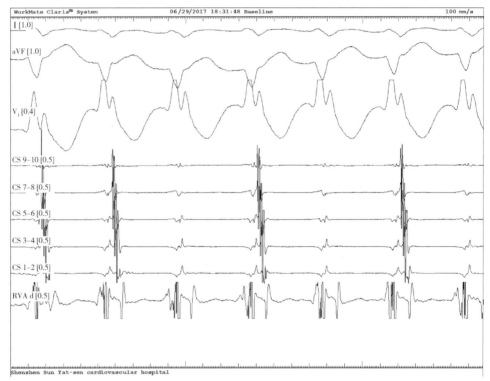

图 2－53 心腔内电图

(2) 在左心室左后间隔窦律下标测到局部碎裂浦肯野纤维电位（P 电位），提前体表心电图 QRS 波 34 ms。以此为靶点成功消融，心动过速不能再诱发（图 2－54 至图 2－56）。

第一编 激动起源异常心电图病例解析

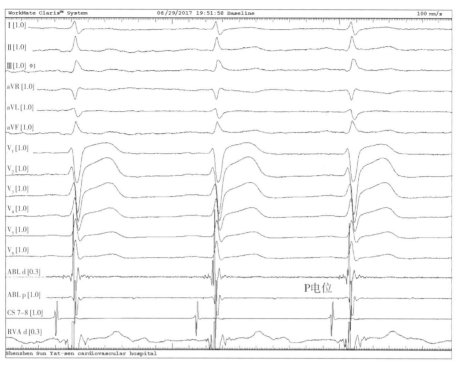

图 2-54 心腔内电图

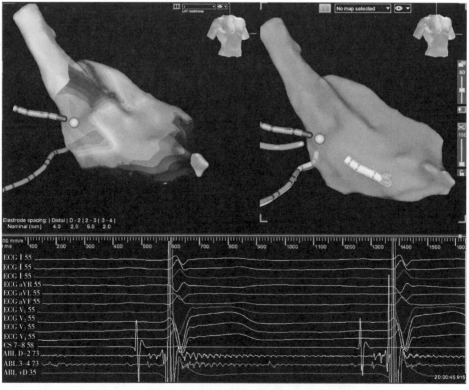

图 5-55 心腔内电图与左心室消融三维建模

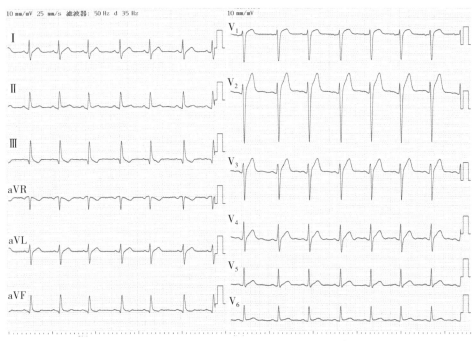

图 2-56　术后体表十二导联心电图

综上所述，左后分支室性心动过速心电图特点为：右束支传导阻滞，合并电轴左偏，室房分离，RR 间期匀齐，QRS 波的时限增宽。

（李腾）

第二节　器质性心脏病室性心律失常心电图病例解析

一、缺血性心肌病室性心律失常心电图病例解析

【病史简介】男性患者，75 岁，于 2000 年因"广泛前壁心梗"在某医院行冠脉搭桥术，于 2001 年因室性心动过速在某医院植入 ICD，于 2013 年更换 ICD。术后反复出现室性心动过速，ICD 频繁放电。患者于 2014 年 3 月至某医院，使用盐酸胺碘酮后，仍反复发作室性心动过速，在住院期间放电 8 次，遂至本院。

【体格检查】患者心率为 137 次/分，心律齐，于各瓣膜听诊区未闻及病理性杂音。心电图检查结果见图 2-57。

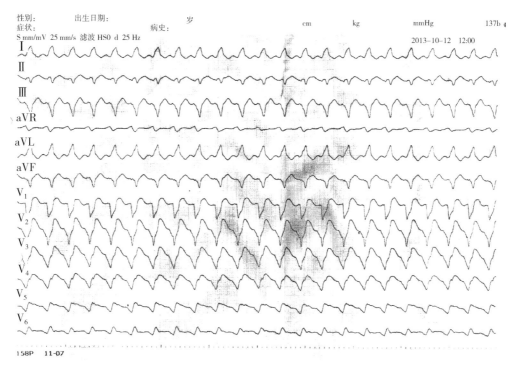

图2-57 体表十二导联心电图

1 体表十二导联心电图解析

（1）节律。RR间期相等。

（2）心率。节律规则，心率为137次/分。

（3）QRS波。QRS波宽大畸形，在胸导联中除V_6导联外均为负向，在Ⅰ、aVL导联中为正向，在Ⅱ、Ⅲ、aVF导联中为负向。

2 心电图解析结果

室性心动过速。

3 临床诊断

（1）冠心病，陈旧前壁心梗，冠脉搭桥术后，室壁瘤形成，室性心动过速，ICD植入术后电风暴。

（2）支气管哮喘。

（3）右侧股骨头坏死。

4 治疗策略

器质性室性心动过速（特别是伴血流动力学不稳定）是ICD的适应证，其降低死亡率、改善预后有着充分的循证医学证据。该患者室性心动过速的发作次数增加，ICD频繁放电。为避免ICD过多放电致电风暴，选择行导管射频消融术。

5 心腔内电图及三维标测结果分析

室性心动过速的体表图显示，室性心动过速起源于右心室。右心室激动标测结果显示，右心室间隔面激动顺序较早（图2-58），而且此处起搏标测与临床VT心电图形态接近（图2-59），但是此处消融无效。

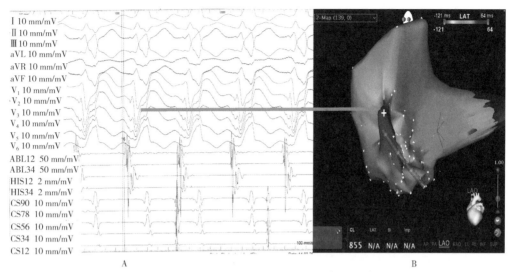

A：室性心动过速二维图；B：室性心动过速三维激动图。

图2-58 右心室间隔面激动顺序标测

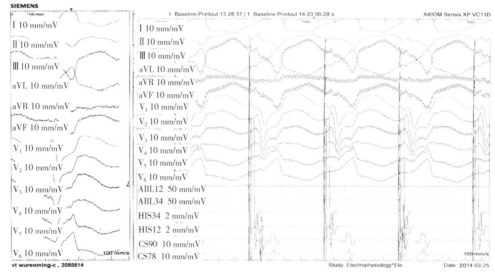

A：右心室间隔面起搏标测图；B：心腔起搏标测图。

图2-59 室性心动过速体表心电图

（2）隔离完右肺静脉转为窦性心律。

患者有广泛前壁心肌梗死病史，室性心动过速可能与心肌梗死后瘢痕相关，因此，进行左心室标测，电压标测结果显示，左心室间隔面为瘢痕区，并标测到舒张期电位（图2-60），此处消融后室性心动过速终止（图2-61）。

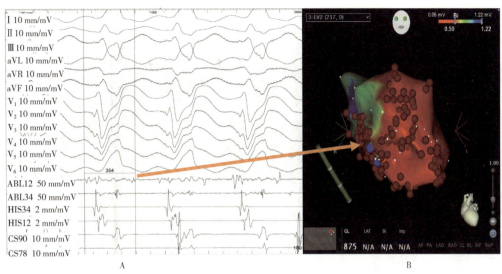

A:室性心动过速二维图;B:左心室间隔面二维消融靶点图。

图2-60 左心室间隔面消融靶点

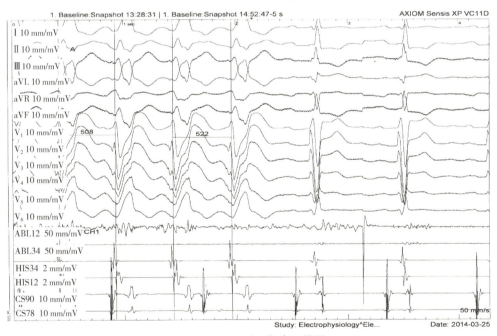

图2-61 面消融靶点二维图

右心室间隔最早处为室性心动过速出口部位(图2-62)。因此,消融此处不能终止室性心动过速。

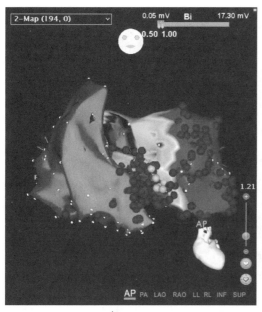 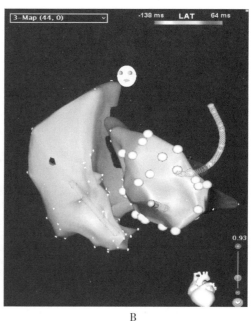

A：三维图消融图；B：三维标测图。

图2-63 合并左右心室间隔三维激动标测

（杜忠鹏 张秀丽 宋旭东）

二、扩张性心肌病室性心律失常心电图病例解析

【病史简介】男性患者，56岁，以"活动后心悸胸闷1年余"为主诉入院，既往无高血压及糖尿病史，活动后心悸发作，伴头晕胸闷症状，持续数秒可自行终止。

心脏超声：ICD呈植入状态；左房直径为47 mm，左心室舒张末期直径为75 mm，收缩末期直径为68 mm，左心室壁普遍减低，节段性室壁运动异常，主动脉瓣有少量反流，二尖瓣有大量返流、三尖瓣有中量返流，具肺动脉高压（轻度），左心室收缩功能减退，EF为21%。

【体格检查】心界显著向左下扩大，心率为92次/分，心律不齐，可闻及频发的期前收缩，于心尖听诊区可闻及3/6级收缩期杂音，杂音向腋下传导。

心电图检查结果见图2-63。

第一编 激动起源异常心电图病例解析

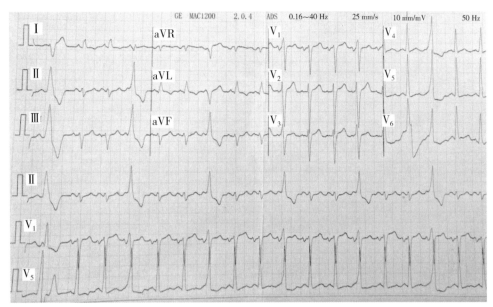

图 2-63 体表十二导联心电图

1 体表十二导联心电图解析

（1）节律。节律不齐。

（2）心率。节律规则，心率约为 112 次/分。

（3）P 波。为窦性 P 波。

（4）QRS 波。全部导联的 QRS 波群时限均正常，Ⅰ、aVL 导联中呈 qR 型，Ⅱ、Ⅲ、aVF 导联中呈 rS 型，胸前 $V_1 \sim V_4$ 导联 R 波逐渐增长，直至 $V_4 \sim V_6$ 导联 R 波才呈直立波。提示为左前分支传导阻滞。图 2-62 示每隔 2 个正常窦性 QRS 后即出现 1 个额外的 QRS 波群，时限较窦性心律的 QRS 时限明显增宽，达 170 ms，形态畸形，T 波和主波方向相反，且 2 个窦性心律后紧跟 1 个室性期前收缩，即室性期前收缩三联律。室性期前收缩在Ⅱ、Ⅲ、aVF 导联中呈波幅高大的 R 型，在Ⅰ导联中呈 rS 型，在 aVR 及 aVL 导联中均为 QS 型，在胸前 V_1 导联中呈 rS 型，R 波逐渐增长，在胸前至 V_4 导联中 R 波才呈直立波。提示：室性期前收缩起源于右心室流出道。

（5）ST 段。在Ⅰ、aVL 导联中下斜行压低 0.05～0.10 mV。

（6）T 波。在Ⅰ、aVL 导联中 T 波倒置。

（7）QTc 间期：QTc 间期为 442 ms［根据 Bazett 公式 QT/sqrt(RR) 计算］。

心电图解析结果为：窦性心律，左前分支传导阻滞，频发室性期前收缩三联律。

2 动态心电图解析结果

动态心电图见图 2-64 和图 2-65。

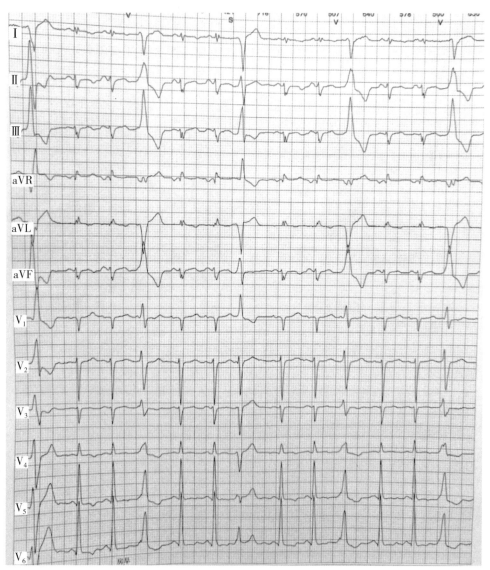

图 2-64　动态心电图-1

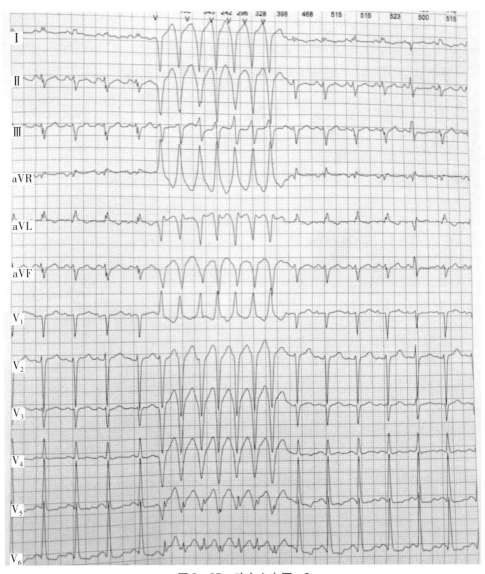

图2-65 动态心电图-2

动态心电图提示：总心率为129 069次/24 h，其中，室性期前收缩每24 h 22 948次，室性心动过速139次，均未超过30 s，为非持续性室性心动过速，短阵室性心动过速在Ⅱ、Ⅲ、aVF导联中呈波幅较深的QS型或rS型，在Ⅰ导联中呈QS型，在aVR导联中呈R型，在胸前V₁导联中呈R型，在V₂～V₅导联中呈QS型，在胸前直至V₆导联中呈直立Rs型，提示为室性期前收缩起源于左心室膈面，该形态与室性期前收缩的形态完全不同，提示室性心律失常是多个病灶起源的。

3 临床诊断

扩张型心肌病，慢性心力衰竭，心力衰竭分级为纽约心功能分级（NYHA）Ⅲ级。

4　治疗策略

（1）行冠脉造影检查以进一步明确诊断。

（2）因全心腔显著扩大，室性心动过速及室性期前收缩发作频繁，突发恶性心律失常（如持续性室性心动过速及心室颤动）的风险较高，应植入自动复律除颤器以预防猝死，改善预后。

（3）给予正规药物治疗纠正心功能状况。

（4）注意维持水电解质酸碱平衡，预防心律失常。

5　针对该患者治疗策略

患者年龄为 56 岁，已经出现心力衰竭，心脏超声检查结果显示 EF 小于 35%，其全心腔显著扩大，并且同时存在频发室性期前收缩及多次发作的非持续性室性心动过速的高危状况，可考虑植入 ICD，以预防发生恶性室性心律失常。若出现室性心动过速、心室颤动等，在正规药物治疗的基础上，应同时给予抗心律失常药物，以减轻室性心律失常的发作负荷。若随访中仍有频发室性心动过速及室性期前收缩，甚至导致 ICD 频繁放电，则可以考虑行消融治疗。

（李晋新）

三、致心律失常性右心室心肌病室性心律失常心电图病例解析

【病史简介】男性患者，27 岁，因反复心悸 1 月余，晕厥 1 次入院。心悸持续数分钟至数小时，可自行缓解。晕厥 1 次，无四肢抽搐、大小便失禁。

【体格检查】入院后血压为 112/76 mmHg，心率为 86 次/分，心律齐，于各瓣膜听诊区未闻及病理性杂音。

心悸症状发作时心电图检查见图 2-66。

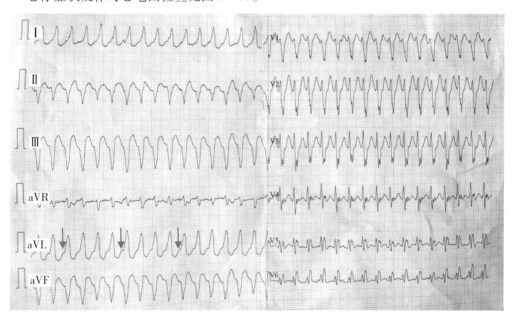

图 2-66　体表十二导联心电图

1 体表十二导联心电图解析

（1）节律。RR间期相等。

（2）心率。心率198次/分，节律规则，RR间期基本相等。

（3）P波。可见P波与QRS波融合（见图2-66箭头处），室房分离。

（4）QRS波。QRS波时限为140 ms，呈宽大畸形状，呈左束支传导阻滞形态。在V_1~V_3导联中呈rS型，V_4导联中呈RS型，在V_5~V_6导联中呈M型，在Ⅰ、AVL导联中呈R型，在下壁导联中呈QS型，aVR导联起始呈rS型。

（5）ST-T改变。

2 心电图解析结果

室性心动过速。

3 心脏彩超

右心室腔增大，右心室前壁心肌变薄，三尖瓣出现轻中度返流。

4 临床诊断

致心律失常右心室心肌病，持续性室性心动过速。

5 治疗策略

（1）首选ICD治疗，作为心源性猝死的二级预防。

（2）射频消融术是减少室性心动过速发作及ICD频繁放电的有效手段。首先，在右心室心内膜及心外膜面进行基质标测，在心外膜进行三维电压标测，低电压区是病变区域（图2-67）。在窦性心律下进行激动标测可见心室晚电位传导（图2-68）。消融低电压区域及晚电位传导区域，使病变区域均质化，减少室性心动过速的发作（图2-69）。

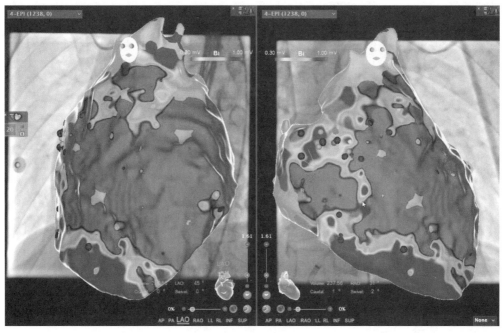

A：左前斜位；B：右前斜位。

图2-67 心外膜电压标测

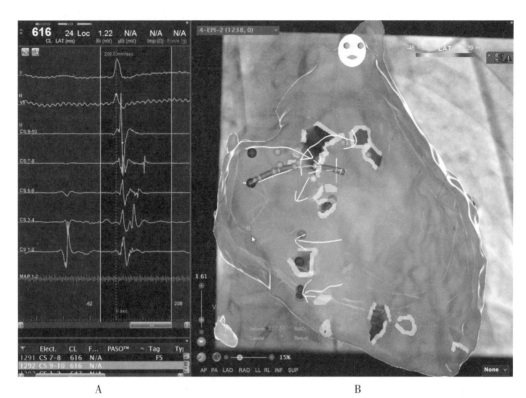

A：心室晚电位二维图；B：心室晚电位三维图。

图 2-68 心外膜心室晚电位

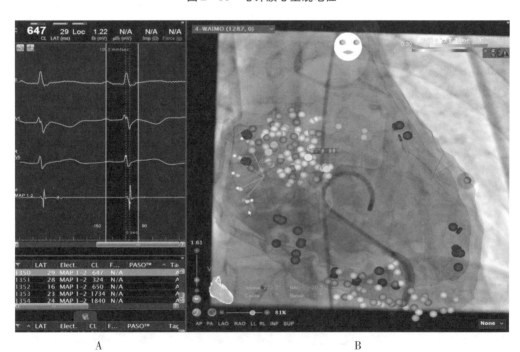

A：消融区域二维图；B：消融区域三维图。

图 2-69 心外膜低电区域消融

(3) 药物治疗。消融术后，仍要强化药物治疗，β 受体阻滞剂为首选药物。本例患者植入 ICD 后，ICD 提供起搏支持，可较大程度地优化 β 受体阻滞剂的用量。

（余文杰　杨平珍）

四、先天性心脏病合并室性心律失常心电图病例解析

【病史简介】女性患者，50 岁，于 3 年前无明显诱因地反复出现心悸，每次发作持续时间为 1～2 min，心悸发作时伴有胸闷。

【体格检查】心率为 90 次/分，心律不齐，于肺动脉瓣听诊区可闻及收缩期喷射性杂音。

心电图检查结果见图 2-70。

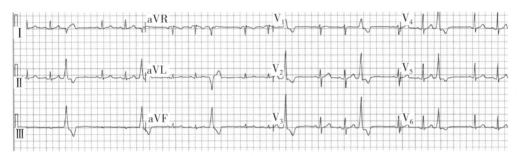

图 2-70　体表十二导联心电图

5　体表十二导联心电图解析

体表十二导联心电图解析见图 2-71。

(1) 节律。节律不齐，多个宽大、畸形的 QRS 波提前出现。

(2) 心率。平均心率为 90 次/分。

(3) P 波。在提前出现的宽大畸形的 QRS 波前无 P 波。

(4) QRS 波。可见宽大畸形的 QRS 波，时限约为 0.18 s。

(5) ST 段。ST 段与 QRS 波主波方向呈反向抬高或压低。

(6) T 波。T 波与 QRS 波主波方向呈反向倒置或直立。

(7) QTc 间期。QTc 间期为 425 ms。

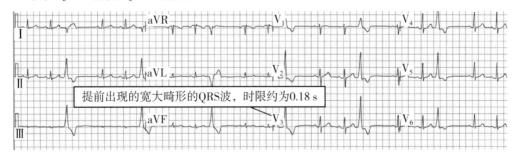

图 2-71　体表十二导联心电图解析

6 心电图解析结果

24 h 动态心电图结果显示：频发室性期前收缩，频发室性期前收缩，ST-T 改变。

7 临床诊断

（1）频发室性期前收缩。

（2）先天性心脏病，动脉导管未闭，左房、左心室增大，心功能 I 级。

8 动脉导管未闭合并室性期前收缩治疗策略

有器质性心脏病的患者，应先对其进行原发病治疗。针对该患者的治疗为：先择期行动脉导管未闭手术治疗，再观察患者是否还有频发室性期前收缩。若室性期前收缩还出现，且符合射频消融指征，则建议行消融治疗。

（郭军　黄镫）

五、遗传性离子通道病的室性心律失常心电图病例解析

（一）早期复极综合征心电图病例解析

【病史简介】女性患者，26 岁，因反复出现头晕 1 年余，突发黑矇 1 周就诊。家族有猝死病史。

【体格检查】心律齐，心率为 60 次/分，于各瓣膜听诊区未闻及杂音。心电图见图 2-72。

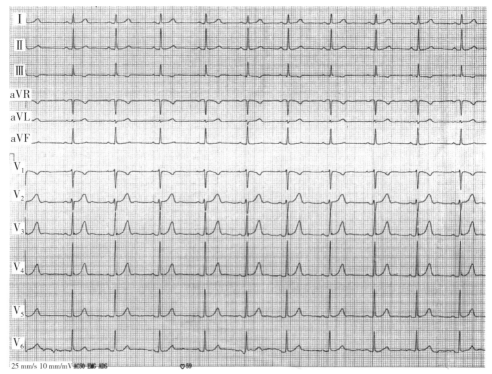

图 2-72　体表十二导联心电图

1 体表十二导联心电图解析

（1）节律。RR 间期不齐。

（2）心率。患者节律不齐，因此，算出 1 条 6 s 时段的心电图有多少个 R 波，然后乘以 10；或算出 1 条 3 s 时段的心电图有多少个 R 波，然后乘以 20。图 2-74 每行有 15 个大格（0.2 s×15=3 s），包括 3 个 R 波，心率为 60 次/分。

（3）P 波。在 Ⅰ、Ⅱ、aVF、V_4~V_6 导联时 P 波直立，为窦性 P 波。

（4）QRS 波。在心电图中，Ⅱ、Ⅲ、aVF、V_3~V_6 导联时，可见 QRS 波终末部有顿挫和切迹（图 2-73）。

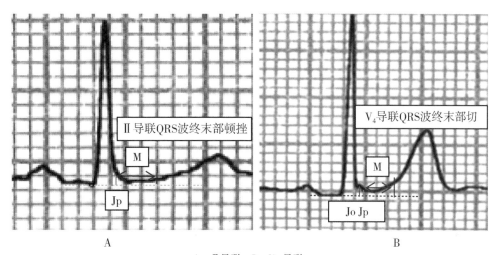

A：Ⅱ导联；B：V_4 导联。

图 2-73 QRS 波终末部顿挫和切迹及 ST 段波度测量图解

（5）ST 段。在 Ⅱ、Ⅲ、aVF、V_6 导联时，Jt 后 100 ms 处 ST 段的振幅（M 间期）等于 Jt 处的振幅，为水平型；V_3~V_5 导联时，Jt 后 100 ms 处 ST 段的振幅（M 间期）大于 Jt 处的振幅，为上斜型（图 2-73）。关于 QRS 波终末部切迹和顿挫的测量及 ST 段坡度的测量，《早期复极 2015 年欧美专家共识》建议采用以下测量方法：

A. QRS 波终末部切迹的测量（图 2-74）。①Jo 的振幅即为切迹起点的振幅；②Jp 的振幅即为切迹顶点的振幅；③Jt 的振幅即为切迹终点的振幅；④D_1 表示 Jo 到 Jp 的时间；⑤D_2 表示 Jo 到 Jt 的时间。

B. QRS 波终末部顿挫的测量。①Jp 的振幅即顿挫起点的振幅；②Jt 的振幅即顿挫终点的振幅；③D_2 表示 Jp 到 Jt 的时间。

C. ST 段坡度的测量（图 2-75）。①ST 段的坡度应从 Jt 开始测量；②若 Jt 后 100 ms 处 ST 段的振幅（M 间期）小于或等于 Jt 处振幅，则为水平型或下斜型 ST 段（图 2-75A）；③若 Jt 后 100 ms 处 ST 段的振幅（M 间期）大于 Jt 处振幅，则为上斜型。

（6）T 波。在 Ⅱ、Ⅲ、aVF 导联时 T 波低平；在 V_2 导联时 T 波与 R 波主波相反。

（7）QTc 间期。QTc 间期 417 ms［根据 Bazett 公式 QT/sqrt(RR) 计算］。

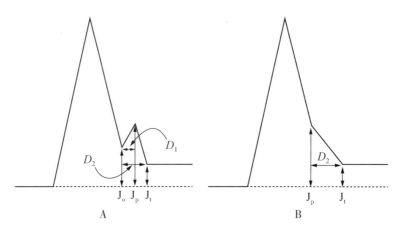

A：Jo——波起点，Jp——J波顶点，Jt——J波终点，D_1、D_2间期与文中定义的QRS波终末切迹的关系；B：Jp和Jt与文中定义的QRS波终末顿挫的关系。

图2-74　QRS终末部切迹与顿挫的测量

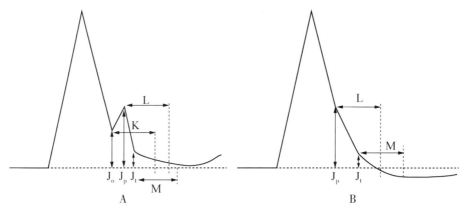

A：QRS终末部切迹，参考J波起点（Jo）、J波顶点（Jp）和J波终点（J_1）的振幅，测量ST段波度，K、L和M间期，每个间期均为100 ms；B：QRS终末部顿挫，参考J波起点（Jo）、J波顶点（Jp）和J波终点（J1）的振幅，测量ST段波度，L和M间期均为100 ms。

图2-75　ST段的坡度的测量

2　心电图解析结果

心电图解析结果为窦性心律不齐，早期复极，T波改变，QT间期延长。

3　临床诊断

患者心电图有早期复极表现，患者在近期有不明原因的黑矇症状，有家族猝死史；动态心电图及心脏彩超检查结果未见其他异常表现。常规电生理检查结果为：诱发心室颤动，且持续发作，不能自行终止，以200 J电除颤即转为窦性心律。根据《早期复极2015年欧美专家共识》，本患者符合早期复极综合征的诊断。

4　治疗策略

植入单腔ICD，定期随访。ICD植入适用于早期复极综合征幸存者（Ⅰ类推荐）。

关于对早期复极风险的认识，2015年，欧美专家给出建议：仅发现心电图有早期复极表现，伴或不伴ST段抬高，如果没有晕厥史和明确的青壮年猝死家族史，是没有进一步评估的价值的。

参考文献

［1］刘桂芝，严干新．解读《早期复极 2015 年欧美专家共识》［J］．中华心律失常学杂志，2016，20（6）：541 – 544．

［2］MACFARLANE P W, ANTZELEVITCH C, HA YSSAGUERRE M, et al. The early repolarization pattern: a consellsus paper［J］. Journal of the American college of cardiology, 2015, 66（4）: 470 – 477.

（张秀丽）

（二）儿茶酚胺诱导的多形室性心动过速心电图病例解析

【病史简介】 女性患者，15 岁，运动后晕厥 1 次。在平板运动试验或静脉滴注异丙肾上腺素后出现心电图异常（图 2 - 76）。

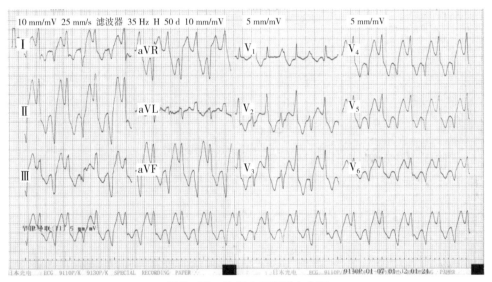

图 2 - 76　体表十二导联心电图

1　体表十二导联心电图解析

心电图解析见 2 - 77。

（1）节律。RR 间期不齐。

（2）心率。节律不齐，算出一条 6 s 时段的心电图有多少个 R 波，然后乘以 10；或算出一条 3 s 时段的心电图有多少个 R 波，然后乘以 20。本张心电图有 30 个大格（0.2 s × 30 = 6 s），包括 19 个 R 波，心率约为 190 次/分。

（3）P 波。未见明显 P 波。

（4）QRS 波。QRS 波有 2 种形态，其方向相反，在 ORS 电轴旋转 180°后，交替出现。

（5）ST-T。ST-T 发生继发性改变，与 QRS 的方向相反。

（6）QTc 间期。QTc 间期为 489 ms［根据 Bazett 公式 QT/sqrt（RR）计算］。

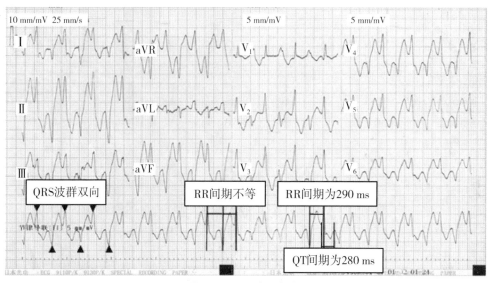

图 2-77 心电图解析

2 心电图解析结果

心电图解析结果为双向室性心动过速。

3 临床诊断

临床诊断为儿茶酚胺敏感性多形性室性心动过速（catecholaminergic polymorphic ventricular taclaycardia，CPVT）。

4 CPVT 治疗策略

CPVT 治疗策略为：①给予药物治疗，常用 β 受体阻滞剂；②置入植入式心律转复除颤器；③进行导管消融。

5 该患者治疗策略

患者的心律为窦性心性时，心率较慢（40～50 次/分）。先给予肺静脉迷定神经节消融。消融后，心率可上升至 60～70 次/分。再加用 β 受体阻滞剂，观察治疗效果。

CPVT 是一种较少见的严重的原发性遗传性心律失常，临床上以交感兴奋诱发的双向性、多形性室性心动过速，晕厥和猝死为特征，多发生于无器质性心脏病的儿童或青少年。

（张秀丽）

（三）Brugada 综合征心电图病例解析

Brugada 综合征是一种与离子通道有关的常染色体显性遗传病，其特征为右胸前导联 ST 段抬高或出现 J 波。该病于 1992 年首次被报道，是一种发生率很高的心脏性猝死（sudden cardiac death，SCD）综合征。患者心脏的结构正常，心电图特征为快速多形性室性心动过速或心室颤动。

【病史简介】男性患者，52 岁，突发反复晕厥 1 天。1 天前，患者无明显诱因地突发出现呼吸困难、晕厥，伴胸闷、心悸、面色苍白、发绀、颈项强直，持续约 2 min 后自行缓解。至当地医院就诊,其间,患者出现第3次晕厥,伴小便失禁。当地医院心电图提示心室颤动,给予电除颤治疗后转变为窦性心律。

【体格检查】 体温为36.2 ℃,心率为75次/分,呼吸为20次/分,血压为102/70 mmHg。患者的神志清楚,心肺查体无异常,神经系统查体无异常。

心电图检查结果见图2-78。

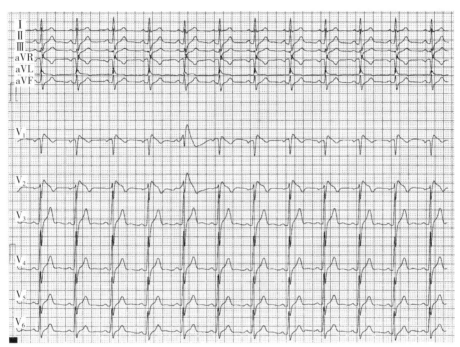

图2-78 体表十二导联心电图

体表十二导联心电图解析(图2-79)如下。

(1) 节律。为窦性心律,RR间期整齐。

(2) 心率。心率为75次/分。

(3) P波。可见明显P波,形态节律正常。

(4) QRS波。在肢体导联中,QRS波正常;在胸前导联的V_1、V_2导联中,可见QRS终末部分的ST段发生继发改变。

(5) ST段。ST段快速上升,抬高约3 mm(大于2 mm);然后,ST段呈直线型缓慢下降。

(6) T波。在胸前V_1、V_2导联中,T波倒置。

(7) QTc间期。QT间期轻微延长,右胸V_1、V_2导联较左胸导联的更明显(大于80 ms)。

心电图解析结果为Brugada样心电图。

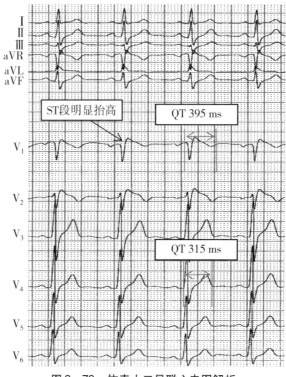

图 2-79 体表十二导联心电图解析

临床诊断为 Brugada 综合征。

Brugada 综合征治疗策略如下。

(1) 植入 ICD 治疗。目前，植入 ICD 是唯一被证明有效的 Brugada 综合征治疗方法。学者普遍认为，建议 I 型 Brugada 心电图（无论是自发的还是 Na^+ 通道阻断后）患者植入 ICD。

(2) 导管消融。在频繁发生室性心动过速或心室颤动的 Brugada 综合征患者中，对于主要在右心室流出道或右心室浦肯野纤维网的单形室性期前收缩触发的室性心动过速，对 PVC 靶点的导管消融有利于减少心律失常的发生和 ICD 的治疗次数。

(3) 药物治疗。目前，没有有效的可以预防 Brugada 综合征的药物，但对不适合植入 ICD 的高风险患者可使用瞬时外向钾电流（I_{to}）阻滞剂奎尼丁。此外，还可应用异丙肾上腺素。异丙肾上腺素可增强 L 型钙通道内流。

该患者的治疗策略为：针对该患者病例特点，选择行 ICD 植入术治疗。

（邵静　李元青　刘磊）

第二编 激动传导异常心电图病例解析

第三章 病理性传导阻滞心电图病例解析

第一节 窦房传导阻滞心电图病例解析

一、二度Ⅰ型窦房传导阻滞（文氏型）心电图病例解析

【病史简介】女性患者，72岁，平素有心绞痛病史2年，无晕厥史。既往有10年高脂血症病史。

【体格检查】心率为66次/分，心律不齐，于各瓣膜区未闻及病理性杂音。

心电图检查见图3-1。

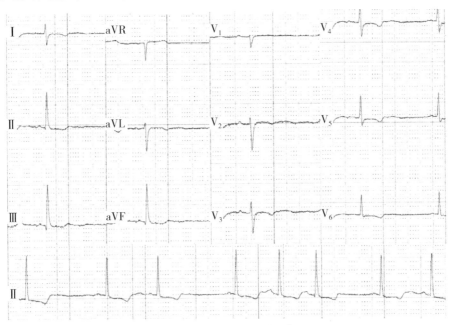

图3-1 体表十二导联心电图

1 体表十二导联心电图解析

（1）窦性P波。①在Ⅱ导联中P波直立；在aVR导联中P波倒置；在$V_1 \sim V_3$导联中P波直立。②正常直立P波电压在肢导联中不超过0.25 mV，在胸前导联中不超过0.2 mV，时限为0.08～0.11 s。③PR间期为190 ms。④本张心电图有30个大格（0.2 s×30＝6 s），包括6～7个R波，心率为60～70次/分。

（2）PP间期有进行性缩短，直至P波脱落，出现长的PP间期。

（3）长PP间期小于短PP间期的2倍。最长PP间期（为1.3 s）短于最短PP间期（为0.84 s）的2倍。

（4）长PP间期前的PP间期最短。

（5）ST段。ST段在V_1、V_2导联中低平，在$V_3 \sim V_6$的导联中呈水平压低0.05～0.10 mV，T波倒置。

（6）423 ms［根据Bazett公式QT/sqrt(RR)计算］。

2 心电图解析结果

二度Ⅰ型窦房传导阻滞，ST段改变。

3 临床诊断

二度Ⅰ型窦房传导阻滞，ST段改变。

4 治疗策略

对于二度Ⅰ型窦房传导阻滞心室率不太慢者，不必给予特殊治疗。因该患者的QRS波群正常，但伴有明显心率减慢，故需明确病因，并评估冠脉情况，必要时安装人工心脏起搏器。

5 心腔内电图分析

综上所述，二度Ⅰ型窦房传导阻滞心电图特点为：窦性心律，PP间期逐渐缩短，直至P波脱落，出现长的PP间期，长PP间期为短PP间期的2倍；长PP间期前的PP间期最短。

（陈爱兰）

二、二度Ⅱ型窦房传导阻滞（莫氏型）心电图病例解析

【病史简介】女性患者，84岁，因"白内障"拟行眼科手术，术前行常规心电图检查。平素无心悸、头晕、黑矇、晕厥。

【体格检查】心率为66次/分。

心电图检查见图3-2。

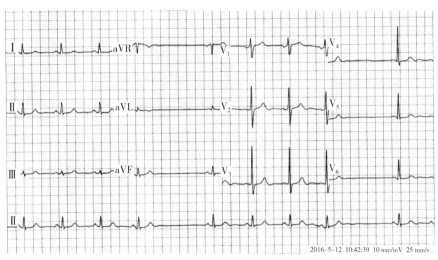

图3-2 体表十二导联心电图

1 体表十二导联心电图解析

（1）窦性P波。①Ⅰ、Ⅱ、aVF导联时，P波直立；aVR导联时，P波倒置；V_2～V_6导联时，P波直立。②正常直立P波电压在肢导联时不超过0.25 mV，胸前导联时不超过0.15 mV，时限不超过0.11 s。③PR间期为136 ms。④本张心电图的心率为66次/分。

（2）规则出现的PP间期中有长PP间期。

（3）长PP间期是短PP间期的整数倍。本张心电图的最长PP间期（为1.6 s）为最短PP间期（为0.8 s）的2倍。

（4）QTc为矫正的QT间期。

2 心电图解析结果

窦性心律，二度Ⅱ型窦房传导阻滞。

3 临床诊断

窦性心律，二度Ⅱ型窦房传导阻滞。

4 治疗策略

对于二度Ⅱ型窦房传导阻滞者，若心室率显著缓慢，伴有明显症状或血流动力学障碍，则应给予起搏治疗。针对该患者治疗策略为：对无症状者可以进行密切观察，不需要特殊治疗。

5 心腔内电图分析

现在用电生理检查法可以测出更准确的窦房传导时间。1973年，Srauss报道了首例。随后，该研究取得较大的进展。目前，多采用Narula法来测定。在中国，只有少数医院开展窦房结电图，因此，上述测算法仍有一定的实用价值。

综上所述，二度Ⅱ型窦房传导阻滞心电图特点为：窦性心律，规则出现的PP间期中有长PP间期；长PP间期是短PP间期的整数倍。

（陈爱兰）

第二节 房室传导阻滞心电图病例解析

一、二度Ⅰ型房室传导阻滞心电图病例解析

【病史简介】 男性患者，57岁，因发作性头晕1周入院，持续数分钟至数小时，可自行缓解，无黑矇、晕厥。

【体格检查】 血压为151/91 mmHg，心率为67次/分，心律不齐，第一心音强弱不等，于各瓣膜听诊区未闻及病理性杂音。

心电图检查见图3-3。

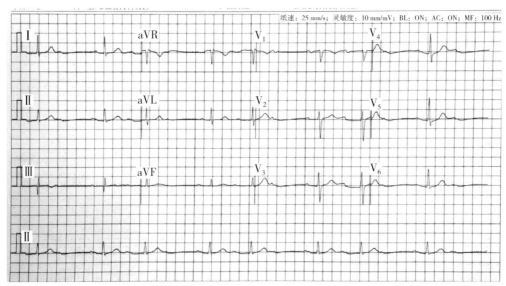

图3-3 体表十二导联心电图

1 体表十二导联心电图解析

（1）节律。RR间期不等。

（2）心率。心率为49次/分，节律有规则，RR间期逐渐延长，至一个P波后QRS波脱落时RR间期最长，然后缩短至开始时水平。

（3）P波。为正常窦性P波，但PR间期长于200 ms，且逐渐延长直至QRS波脱落。

（4）QRS波。QRS波大致正常。

（5）ST-T。ST-T大致正常。

（7）QTc间期。QTc间期428 ms［根据Bazett公式QT/sqrt（RR）计算］。

2 心电图解析结果

窦性心动过缓，房室传导阻滞（一度、二度Ⅰ型）。

3 临床诊断

房室传导阻滞（一度、二度Ⅰ型），高血压2级（中危组）。

4. 治疗策略

（1）积极治疗原发病。

（2）二度Ⅰ型房室传导阻滞多数无症状，无须治疗，密切复查即可。

（3）关于窦性心律下的二度Ⅰ型房室传导阻滞，若有明显窦性心动过缓，则可予阿托品、异丙肾上腺素以缓解症状。

（4）部分患者可由血管迷走性晕厥所致，这种情况可考虑心脏迷走神经改良治疗。

（5）急性下壁、前间壁心肌梗死时亦可出现，注意观察心室率，须警惕室性心动过速、心室颤动可能。

（杨雅舒　杜忠鹏　杨平珍）

二、二度Ⅱ型房室传导阻滞心电图病例解析

【病史简介】女性患者，72岁，出现反复心悸，伴乏力2月余，每次持续数分钟，休息后可缓解，无黑矇、晕厥。

【体格检查】心率为50次/分，心律整齐，于各瓣膜听诊区未闻及病理性杂音。

心电图检查见图3－4。

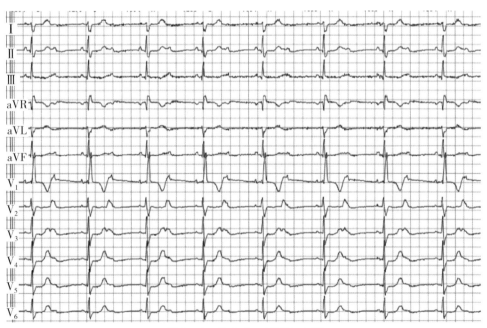

图3－4　体表十二导联心电图

1　体表十二导联心电图解析

体表十二导联心电图解析见图3－5。

（1）节律。RR间期可规整，也可不规整。

（2）心率。节律不规则，算出一条 6 s 时段的心电图有多少个 R 波，然后乘以 10，或算出一条 3 s 时段的心电图有多少个 R 波，乘以 20。图 2-4 每行有 50 个大格（0.2 s×50＝10 s），包括 8 个 R 波，心率约为 48 次/分。

（3）P 波。P 波下传间断受阻，心室漏搏，但无文氏现象存在。

（4）PR 间期。PR 间期固定，在多数情况下，PR 间期正常，但也可延长。

（5）QRS 波。下传的 QRS 波可时限正常，但也可呈束支阻滞或分支阻滞图形，QRS 时限增宽。

（6）阻滞程度。阻滞程度可轻可重。自 P 波偶尔不能下传心室（如 6∶5，6∶4，4∶3 阻滞）至大多数 P 波被阻滞（如 3∶1，4∶1，5∶1，6∶1 阻滞）均可见，后者也被称为高度房室传导阻滞。

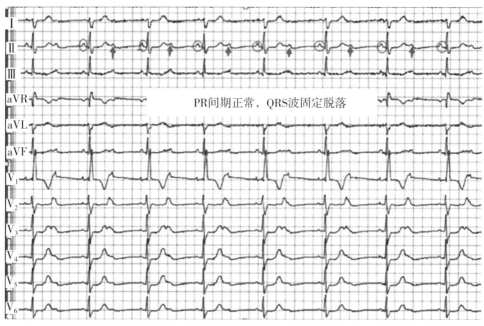

图 3-5　体表十二导联心电图解析

2　心电图解析结果

心房冲动传导阻滞，但 PR 间期恒定不变，呈 2∶1 传导。

3　临床诊断

二度Ⅱ型房室传导阻滞。

4　治疗策略

若心室率很慢，则可考虑用阿托品或异丙肾上腺素以提高心率；可植入临时起搏器或者永久心脏起搏器。针对该患者的治疗策略为：予以植入永久心脏双腔起搏器。

5　植入起搏器影像

植入起搏器影像见图 3-6 和图 3-7。

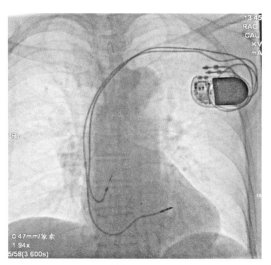
图3-6 起搏器植入影像（正位）

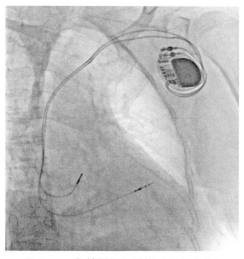
图3-7 起搏器植入影像（右前斜位）

6 植入双腔起搏器后心电图
植入双腔起搏器后心电图见图3-8。

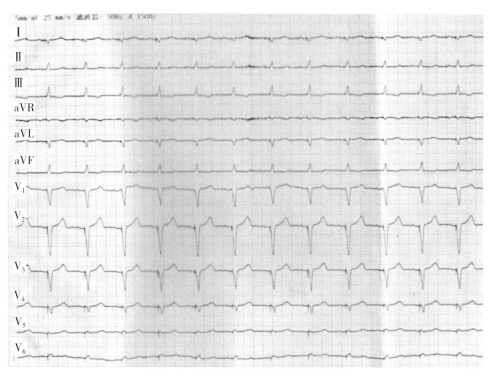
图3-8 植入双腔起搏器后体表心电图

7 起搏心电图解析
窦性心律，VDD起搏电图，以房室顺序起搏，起搏器跟踪心房、起搏心室。

（阮志敏）

三、三度房室传导阻滞心电图病例解析

【病史简介】男性患者，74 岁，反复出现乏力、头昏 1 年余，晕厥 2 次。每次晕厥数分钟后自行苏醒，无手足抽搐、大小便失禁等。

【体格检查】心率为 48 次/分，心律不齐，第一心音强弱不等，于各瓣膜听诊区未闻及病理性杂音。

心电图检查见图 3-9。

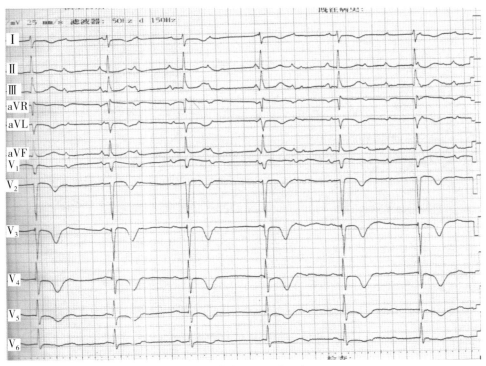

图 3-9 体表十二导联心电图

1 体表十二导联心电图解析

体表十二导联心电图解析见图 3-10。

（1）心房与心室活动各自独立、互不相关，P 波和 QRS 波之间无任何固定关系。

（2）心房率快于心室率，心房冲动来自窦房结或者异位心房节律（如房性心动过速、心房扑动、心房颤动）。

（3）心室起搏点通常在阻滞部位稍下方，心室律缓慢而均齐，通常为 30～45 次/分。

2 心电图解析结果

P 波与 QRS 波无关，PP 间期小于 RR 间期，心房率大于心室率。

3 临床诊断

三度房室传导阻滞。

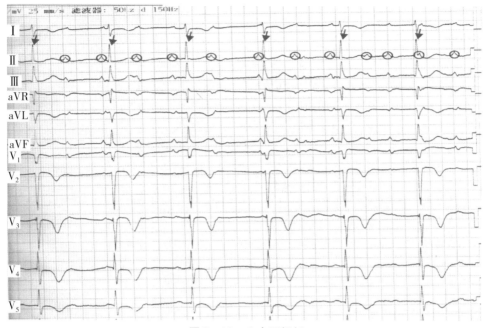

图 3-10 心电图解析

4 治疗策略

若心室率很慢,则可考虑用阿托品或异丙肾上腺素以提高心率;可植入临时起搏器或者永久心脏起搏器。针对该患者的治疗策略为:予以植入永久心脏双腔起搏器。

5 植入起搏器影像图

植入起搏器影像见图 3-11。

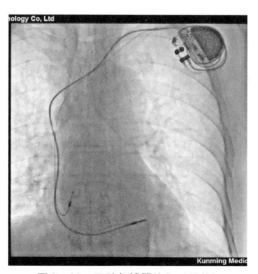

图 3-11 双腔起搏器植入(正位)

6 植入双腔起搏器后心电图

植入双腔起搏器后心电图见图3-12。

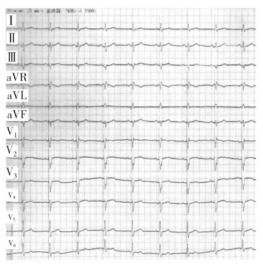

图3-12 双腔起搏器植入后心电图

7 起搏心电图解析

窦性心律,VDD起搏电图,房室顺序起搏,起搏器跟踪心房、起搏心室。

(阮志敏)

第三节 室内传导阻滞心电图病例解析

一、左束支传导阻滞(完全性、不完全性)心电图病例解析

(一)完全性左束支传导阻滞心电图病例解析

【病史简介】女性患者,71岁。患者至风湿科就诊时行常规行心电图检查,发现心电图检查结果异常。患者平素无头晕、黑矇、晕厥,既往无胸痛发作。

【体格检查】心率为72次/分,心律齐,心音正常,于各瓣膜听诊区未闻及病理性杂音。

心电图检查见图3-13。

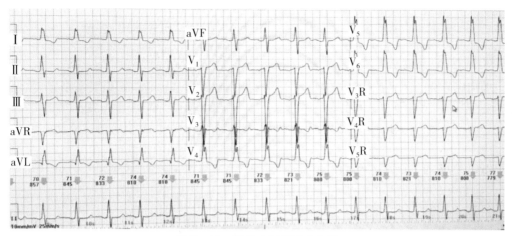

图 3-13 体表十二导联心电图

1 体表十二导联心电图解析

（1）节律。测量多个 PP 或 RR 间期的间隔一致；以 Ⅱ 导联为例（可选取任一导联），该心电图的 RR 间期时长约为 0.85 s。

（2）心率。患者心电图节律规则，算出每个 RR 间期之间有多少个大格，300 除以大格数即为心率。该患者的心电图节律规则，每个 RR 间期之间有 4 个大格，即心率为 75 次/分。

（3）P 波。P 波形态钝圆形，Ⅰ、aVF、$V_4 \sim V_6$ 导联时 P 波向上，aVR 导联时 P 波向下。P 波时限为 0.084 s；P 波振幅在肢体导联中约为 0.2 mV，胸导联约为 0.10 mV，提示为窦性心律。时限为 0.17 s（大于 0.12 s）。

（4）PR 间期。PR 间期时限为 0.12 s。

（5）QRS 波。在胸前导联中，V_1、V_2 导联时呈 rS 型（其 r 波极小，S 波明显加深增宽）。Ⅰ、aVL、V_5、V_6 导联时 R 波增宽、顶峰粗钝或有切迹。Ⅰ、V_5、V_6 导联时，q 波基本消失，$V_5 \sim V_6$ 导联时 R 峰时间大于 0.06 s。

（6）继发性 ST-T 改变。ST-T 段与 QRS 波的主波方向相反。

（7）QTc 间期。QTc 间期为 0.428 ms［根据 Bazett 公式 QT/sqrt（RR）计算］。

2 心电图解析结果

窦性心律，完全性左束支传导阻滞，ST-T 改变。

3 临床诊断

窦性心律，完全性左束支传导阻滞，ST-T 改变。

4 处理策略

单独长期存在的左束支传导无须处理，当出现新发的左束支传导阻滞时，应警惕发生冠脉狭窄、冠心病等器质性病变。

（二）不完全性右束支传导阻滞心电图病例解析

不完全性左束支传导阻滞图形与完全性左束支传导阻滞图形类似，仅 QRS 波时限小于 0.12 s。

（杜作义）

二、右束支传导阻滞（完全性、不完全性）心电图病例解析

（一）完全性右束支传导阻滞心电图病例解析

【病史简介】 男性患者。1 年前，因患有肝硬化，常规行心电图检查，平素无心悸、胸闷，无头晕、黑矇、晕厥。

【体格检查】 心率为 60 次/分，心律齐，心音正常，于各瓣膜听诊区未闻及病理性杂音。

心电图检查结果见图 3-14。

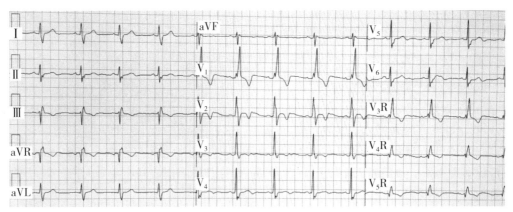

图 3-14 体表十二导联心电图

1 体表十二导联心电图解析

（1）节律。测量多个 PP 或 RR 间期的间隔是否一致。以 Ⅱ 导联为例（可选取任一导联），该心电图 RR 间期时长约为 1 s。

（2）心率。算出每个 RR 间期之间有多少个大格，300 除以大格数即为心率。该患者的心电图节律规则，每个 RR 间期有 5 个大格，300 除以 5 即为 60 次/分。

（3）P 波。P 波形态钝圆形，Ⅰ、Ⅱ、aVF、$V_4 \sim V_6$ 导联时向上，aVR 导联时向下。P 波时限为 0.094 s。P 波振幅在肢体导联时约为 0.2 mV，胸导联时约为 0.15 mV，提示为窦性心律。

（4）PR 间期。PR 间期时限为 0.15 s。

（5）QRS 波。在胸前导联中，V_1 时呈 rSR′ 形态，R′ > r；$V_5 \sim V_6$ 导联时呈 Rs 形态，s 波宽顿。Ⅰ 导联时有终末宽顿 S 波，aVR 导联时有终末宽顿 R 波。时限为 0.138 s（大于 0.12 s）。

（6）继发性 ST-T 改变。T 波与 QRS 波主波的方向相反。

（7）QTc 间期。QTc 间期 0.439 ms ［根据 Bazett 公式 QT/sqrt(RR) 计算］。

2 心电图解析结果

窦性心律，完全性右束支传导阻滞，ST-T 改变。

3 临床诊断

窦性心律，完全性右束支传导阻滞，ST-T 改变。

4 处理策略

右束支传导阻滞在一般无器质性心脏病的人群中甚为多见,单独存在时预后良好。合并有明确器质性心脏病的患者,其预后与损害的广泛程度及心室功能有关。积极治疗病因,可防止束支阻滞的发生和发展。

（二）不完全性右束支传导阻滞心电图病例解析

不完全性右束支传导阻滞图形与完全性右束支传导阻滞图形类似,仅 QRS 波时限小于 0.12 s。

（杜作义）

三、完全性右束支传导阻滞并左后分支传导阻滞心电图病例解析

【病史简介】女性患者,55 岁,反复出现胸闷 1 年后入院。

【体格检查】心率为 98 次/分,心律齐,心音有力,于各瓣膜听诊区未闻及病理性杂音,未闻及额外心音。

心电图检查结果见图 3-15。

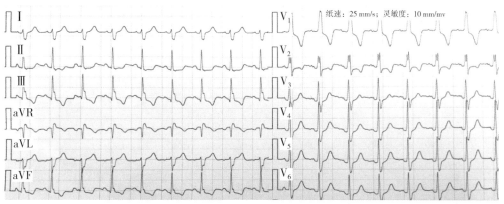

图 3-15 体表十二导联心电图

1 体表十二导联心电图解析

（1）节律。RR 间期规则。

（2）心率。RR 间距约为 0.61 s,60/0.61≈98,即心率约为 98 次/分。

（3）P 波。在 Ⅰ、Ⅱ、Ⅲ、aVF、V_4~V_6 导联向上,在 aVR 导联中向下,为窦性 P 波。

（4）QRS 波。QRS 时限为 0.124 s;在胸前导联的 V_1 中呈 R 型,在 V_2 导联中呈 M 型;在 Ⅰ、AVL、V_5、V_6 导联中 S 波增宽且有切迹,其时限不少于 0.04 s,在 Ⅰ、aVL 导联中 QRS 波呈 rS 型,在 Ⅱ、Ⅲ、AVF 导联中呈 qR 型;心室电轴 +100°。

（5）ST 段。在 Ⅱ、Ⅲ、AVF、V_1~V_3 导联中 ST 段轻度压低。

（6）T 波。在 Ⅱ、Ⅲ、V_1~V_2 导联中 T 波倒置,与 QRS 主波方向相反。

2 心电图解析结果

心律失常：完全性右束支传导阻滞,左后分支传导阻滞。

3. 临床诊断

行临床其他检查（冠脉 CTA）后，诊断为左前降支中段钙化伴轻中度狭窄，右冠状动脉轻度狭窄。临床诊断为冠心病，心律失常（完全性右束支传导阻滞，左后分支传导阻滞，心功能 I 级）。

4 针对该患者治疗策略

心行律失常病因治疗：给予冠心病二级预防药物。

综上所述，完全性右束支传导阻滞并左后分支传导阻滞心电图特点如下。

(1) 电轴右偏在 +90°～+180°，QRS 时限大于 0.12 s。

(2) 在胸前导联的 V_1 中呈 R 型，在 V_2 导联中呈 M 型，在 I、V_5、V_6 导联中 S 波增宽且有切迹，其时限不少于 0.04 s。

(3) 在 I、aVL 导联中 QRS 波呈 rS 型，在 II、III、AVF 导联中呈 qR 型。

（刘帅　夏小杰）

四、右束支传导阻滞并左后分支传导阻滞心电图病例解析

【病史简介】女性患者，73 岁，反复出现心悸、胸闷 1 个月而入院。

【体格检查】心率为 78 次/分，心律齐，心音有力，于各瓣膜听诊区未闻及病理性杂音，未闻及额外心音。

心电图检查见图 3-16。

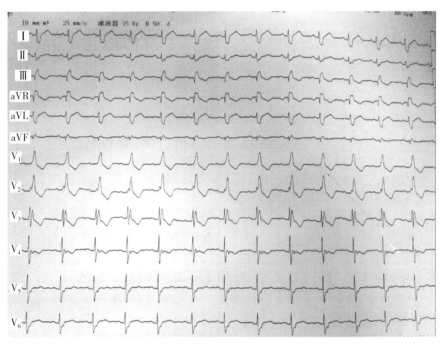

图 3-16　体表十二导联心电图

1 体表十二导联心电图解析

体表十二导联心电图解析见图 3-17。

（1）节律。RR 间期规则。

（2）心率。RR 间距约为 0.72 s，心率为 83 次/分。

（3）P 波。在 Ⅰ、Ⅱ、aVF、V_4～V_6 导联时，P 波向上；在 aVR 导联时，P 波向下，为窦性 P 波。

（4）QRS 波。QRS 时限大于 0.12 s，胸前导联时呈 rsR′型，Ⅰ、V_5、V_6 导联时 S 波增宽且有切迹，其时限大于或等于 0.04 s。心室电轴右偏 +110°。Ⅰ、aVL 导联时 QRS 波呈 rS 型，Ⅲ、aVF 导联时呈 qR 型。

（5）ST 段。V_1～V_3 导联时 ST 段轻度压低。

（6）T 波。V_1～V_4 导联时 T 波倒置，与 QRS 主波方向相反。

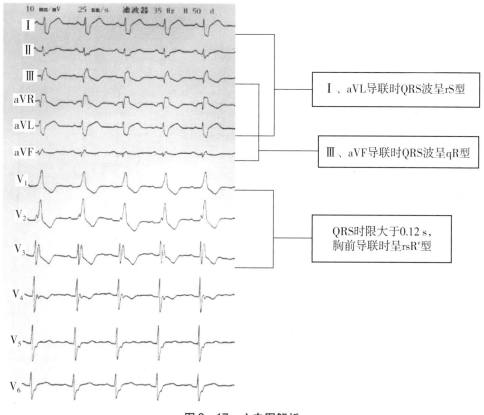

图 3-17 心电图解析

2 心电图结果解析

（1）心律失常，完全性右束支传导阻滞。

（2）左后分支传导阻滞。

行临床其他检查，如冠脉 CTA，结果提示左前降支近中段钙化伴轻中度狭窄。

3 临床诊断

（1）冠心病。

(2) 心律失常：完全性右束支传导阻滞，左后分支传导阻滞，心功能Ⅰ级。

4 针对该患者治疗策略

行心律失常病因治疗：给予冠心病二级预防药物。

综上所述，完全性右束支传导阻滞并左后分支传导阻滞心电图特点为：①电轴右偏为 +90°～+180°，QRS 波时限大于 0.12 s，胸前导联时呈 rsR′型，Ⅰ、V_5、V_6 导联时 S 波增宽且有切迹，其时限大于或等于 0.04 s；②Ⅰ、aVL 导联时 QRS 波呈 rS 型，Ⅲ、aVF 导联时呈 qR 型。

（刘帅　夏小杰）

五、三分支传导阻滞（完全性、不完全性）心电图病例解析

【病史简介】男性患者，76 岁，因发现心率慢 5 年伴反复晕厥 4 次而入院。

【体格检查】心率为 42 次/分，心律齐，于各瓣膜听诊区未闻及病理性杂音，未闻及额外心音。

心电图检查见图 3-18。

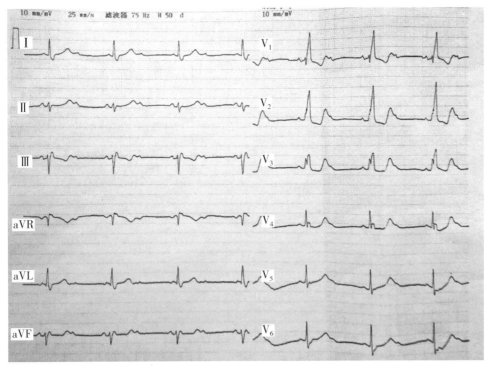

图 3-18　体表十二导联心电图

1 体表十二导联心电图解析

(1) 节律。RR 间期规则。

(2) 心率。图中 RR 间距约为 1.4 s，心率为 42 次/分。

(3) P 波。在Ⅰ、Ⅱ、aVF、V_4～V_6 导联时 P 波向上，aVR 导联时 P 波向下，为

窦性P波，PP间期规则，为0.8 s。

（4）PR间期。PR间期恒定，为0.1 s。然后，P波脱落1个QRS-T波群，以2∶1下传于心室。

（5）QRS波。QRS时限大于0.12 s，胸前导联时QRS波呈rsR′型，Ⅰ、V_5、V_6导联时S波增宽且有切迹，其时限大于或等于0.04 s；Ⅱ、Ⅲ、aVF导联时QRS波呈rS型，$S_Ⅲ>S_Ⅱ$，Ⅰ、aVL导联时呈qR型，$R_{aVL}>R_Ⅰ$。

（6）ST段。$V_1\sim V_4$导联时ST段压低。

（7）T波。未见T波有明显异常。

2 心电图解析结果

心律失常：2∶1二度Ⅱ型房室传导阻滞，完全性右束支传导阻滞，左前分支传导阻滞。

3 临床诊断

心律失常：二度Ⅱ型房室传导阻滞，完全性右束支传导阻滞，左前分支传导阻滞。

4 针对该患者治疗策略

患者有缓慢型心律失常（三分支传导阻滞）心电图证据，有与心律失常相关的晕厥症状，故有行永久起搏器指征。予永久起搏器安植术治疗后未再出现晕厥症状。

5 永久起搏器安置术

永久起搏器安置术后X光片见图3-19。

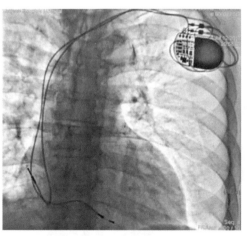

图3-19 起搏器安置术后

综上所述，该三分支传导阻滞心电图特点为：①二度Ⅱ型房室传导阻滞——PR间期恒定，然后，P波脱落1个QRS-T波群，以2∶1下传于心室；②完全性右束支传导阻滞——QRS时限大于0.12 s，胸前导联时呈rsR′型，Ⅰ、V_5、V_6导联时S波增宽且有切迹，其时限大于或等于0.04 s；③左前分支传导阻滞——Ⅱ、Ⅲ、aVF导联时QRS波呈rS型，$S_Ⅲ>S_Ⅱ$，Ⅰ、aVL导联时呈qR型，$R_{aVL}>R_Ⅰ$。

（刘帅 夏小杰）

第三编 心肌缺血、心肌梗死心电图病例解析（结合 CAG 结果解析）

第四章 左主干心肌缺血、心肌梗死心电图病例解析

【病史简介】男性患者，37 岁，入院前突发胸痛 1 h。

【体格检查】双肺呼吸音清晰，未闻及干湿性啰音；心率为 98 次/分，律齐，于各瓣膜听诊区未闻及明显病理性杂音。

胸痛 1 h 体表十八导联心电图检查见图 4-1。

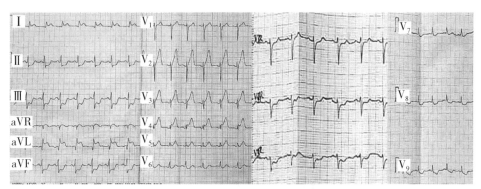

图 4-1 体表十八导联心电图

1 体表十八导联心电图解析

（1）节律。为窦性心律。

（2）心率。节律规则。

（3）P 波。P 波正常。Ⅰ、Ⅱ、aVF、V_4、V_6 导联时 P 波呈正向，aVR 导联时 P 波呈负向，V_1 导联时呈正负双向，时限小于 0.12 s。

（4）QRS 波。行肢体导联。Ⅰ导联时 QRS 波呈 R 型，时间为 0.08 s；aVL 导联时呈 qR 型，时间小于 0.12 s；Ⅱ、Ⅲ、aVF 导联时呈 Rs 型，时间小于 0.12 s；aVR 导联时呈 S 型，时限小于 0.12 s；V_1～V_2 导联时 QRS 波呈 rS 型，时限小于 0.12 s，r/S ＜

1；$V_3 \sim V_4$ 导联时呈 QRS 波 rs 型，r/s = 1。胸导联时 R 波递增不良，心脏电轴顺时针转。

（5）ST 段。Ⅰ、aVL 导联时 ST 段上斜型抬高 0.2～0.3 mV；aVR 导联时 ST 段抬高 0.1～0.2 mV；Ⅱ、Ⅲ、aVF 导联时 ST 段呈下斜型压低 0.05～0.40 mV；$V_2 \sim V_5$ 导联时 ST 段上斜型抬高 0.05～0.50 mV；$V_6 \sim V_9$ ST 段下斜型压低 0.1～0.2 mV。

（6）T 波。Ⅰ、aVL、Ⅱ、Ⅲ、aVF 导联的 T 波与 QRS 波方向一致；$V_2 \sim V_5$ T 波高尖，aVR 导联的 T 波呈负向；V_1 导联的 T 波呈正负双向；$V_2 \sim V_5$ 导联的 T 波较高。

（7）QTc 间期。QTc 间期为 430 ms［根据 Bazett 公式 QT/sqrt(RR) 计算］。

2 心电图解析结果

急性心肌梗死（梗死部分位于广泛前壁、侧壁）。

3 临床诊断

急性冠脉综合征：ST 段抬高型心梗。

4 急性心梗治疗策略

①术前准备。给予负荷剂量抗血小板药物。②在急室诊行冠脉造影检查及 PCI 治疗。针对该患者治疗策略：患者入院后，行急诊 PCI。术中造影见图 4-2 和图 4-3。

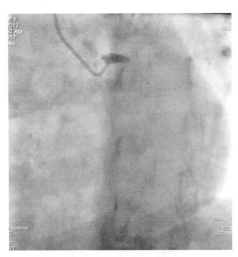

图 4-2 左主干造影

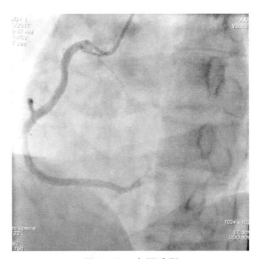

图 4-3 右冠造影

术中，证实患者的左主干闭塞，遂开通左主干血管（图 4-4）。

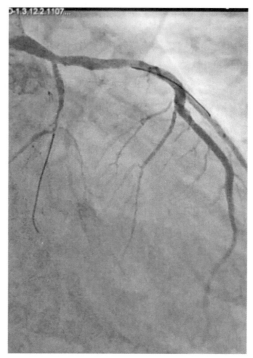

图4-4 左主干血管开通后

5 术后心电图解析

(1) 术后首次复查心电图(图4-5)。

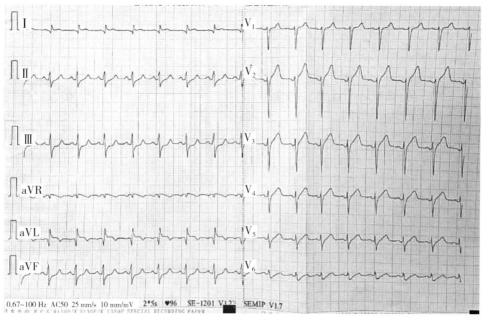

图4-5 术后首次复查心电图

术后心电图解析如下。

为窦性心律,心室率为 96 次/分,PR 间期为 160 ms,QRS 波间期为 100 ms;QT 间期为 360 ms,电轴左偏。P 波为正常。QRS 波在 Ⅰ、aVL 导联时呈 qR 型,$R_{aVL} > R_Ⅰ$,在 Ⅱ、Ⅲ、aVF 导联时呈 rS 型,$S_Ⅲ > S_Ⅱ$;$V_1 \sim V_6$ 的 R 导联时波递增不良,时限小于 0.12 s。ST 段:Ⅰ、aVL 导联时 ST 段水平型抬高 0.05~0.1 mV,Ⅱ、Ⅲ、aVF 导联时 ST 段呈上斜型压低 0.05~0.15 mV(较前回落)。T 波在 Ⅰ、aVL 导联时低平、倒置。诊断结果为:窦性心律;侧壁异常 q 波;左前分支传导阻滞;R 波递增不良;ST-T 改变。

(2)患者术后出现胸痛,第二次复查心电图见图 4-6。

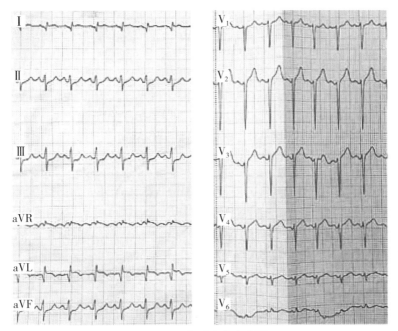

图 4-6 术后胸痛心电图

术后出现胸痛时,心电图解析如下。

窦性心律,心室率为 116 次/分,PR 间期为 140 ms,QRS 波间期为 90 ms,QT 间期为 320 ms,电轴左偏。P 波正常。QRS 波在 Ⅰ、aVL 导联时呈 qR 型,$R_{aVL} > R_Ⅰ$,Ⅱ、Ⅲ、aVF 导联时呈 rS 型,$S_Ⅲ > S_Ⅱ$;$V_1 \sim V_6$ 导联时 R 波递增不良,时限大于 0.12 s。ST 段在 Ⅰ、aVL 导联时基本回落至基线水平,在 Ⅱ、Ⅲ、aVF 导联时变为正常,与基线平齐;T 波在 Ⅰ、aVL 导联时呈低平、倒置。

结论:窦性心动过速度;侧壁异常 q 波;左前分支传导阻滞;R 波递增不良;ST-T 改变。(术后第 2 次复查心电图结果较术后首次复查的无明显变化。)

(3)术后第 3 天复查心电图(图 4-7)。心电图解析如下。

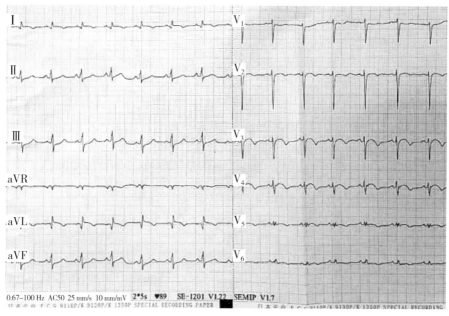

图 4-7　术后第 3 天复查心电图

窦性心律，心室率为 89 次/分，PR 间期为 140 ms，QRS 波间期为 80 ms；QT 间期为 380 ms，电轴不偏。P 波正常；QRS 波在 Ⅰ、aVL 导联时呈 qR 型，$R_{aVL} > R_{Ⅰ}$，Ⅱ、Ⅲ、aVF 导联时呈 Rs 型；$V_1 \sim V_6$ 导联时 R 波递增不良，时限小于 0.12 s。ST 段在肢体导联中及胸导联均恢复至正常水平；T 波在 Ⅰ、aVL、$V_1 \sim V_6$ 导联时 T 波低平、倒置。

结论：窦性心律；侧壁存在异常 q 波；R 波递增不良；T 波改变。提示左前分支传导阻滞消失。

（4）术后 6 天复查心电图见图 4-8。心电图解析如下。

窦性心律，心室率为 90 次/分，PR 间期为 140 ms，QRS 波间期为 80 ms；QT 间期为 380 ms，电轴不偏。P 波正常。QRS 波在 Ⅰ、aVL 导联时呈 qR 型，$R_{aVL} > R_{Ⅰ}$，在 Ⅱ、Ⅲ、aVF 导联时呈 Rs 型；在 $V_1 \sim V_6$ 导联时 R 波递增不良，时限小于 0.12 s。ST 段正常；T 波在 Ⅰ、aVL、$V_1 \sim V_6$ 导联时呈低平、倒置。

结论：窦性心律；侧壁存在异常 q 波；R 波递增不良；T 波改变。提示左前分支传导阻滞消失。

综上所述，左主干闭塞心电图特点为：急性心肌梗死（梗死部分位于广泛前壁、侧壁），下壁心肌缺血，存在异常 q 波，ST-T 段改变。在心梗急性期出现左束支传导阻滞，左束支传导阻滞一般可在 3 天左右恢复，并出现胸导联时 R 波递增不良。

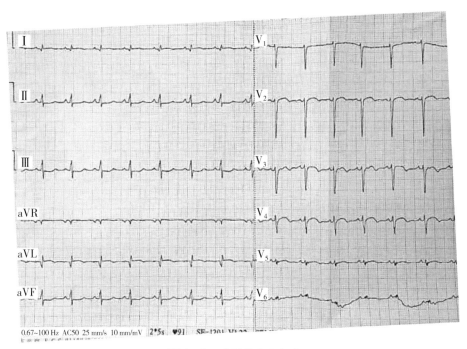

图4-8 术后第6天复查

(肖华)

第五章　前壁心肌缺血、心肌梗死心电图病例解析

第一节　前壁 ST 段抬高型心肌梗死心电图动态演变过程（缺血期、超急性期、急性期、陈旧期）心电图病例解析

【病史简介】男性患者，61 岁。5 天前，活动后出现胸痛，有胸骨下段压迫感，每次发作持续 1 小时余，加重伴冷汗 1 天。

【体格检查】双肺呼吸音清晰，未闻及干湿性啰音；心率 77 次/分，律齐，于各瓣膜听诊区未闻及明显病理性杂音；双下肢无明显水肿。

急性期 ST 段抬高型心肌梗死心电图见图 5-1。

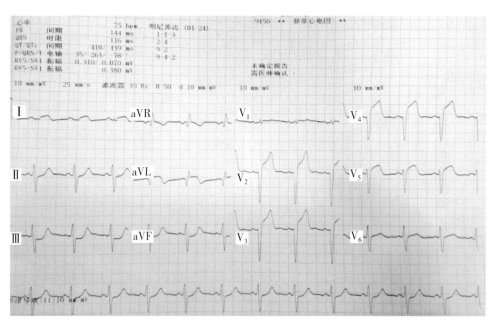

图 5-1　急性期 ST 段抬高型心肌梗死心电图

1　体表十二导联心电图解析

（1）节律。RR 间期或 PP 间期相等。

(2) 心率。心率为 75 次/分，节律规整。

(3) P 波。P 波存在，Ⅱ 导联时 P 波时限为 0.10 s，电压为 0.12 mV。

(4) QRS 波。时间为 0.11 s，$V_2 \sim V_5$ 导联呈 rS 型。

(5) ST 段。Ⅰ、$V_1 \sim V_5$ 导联时 ST 段呈弓背向上抬高 $0.05 \sim 0.40$ mV，aVL 导联时 ST 段呈弓背向下抬高 0.1 mV，Ⅱ、Ⅲ、aVF 导联时 ST 段水平压低 $0.05 \sim 0.15$ mV（图 5-2）。

(6) T 波。Ⅰ、aVL 导联时 T 波倒置。

(7) QT 间期。QT 间期为 0.41 s。

(8) PR 间期。PR 间期为 0.14 s。

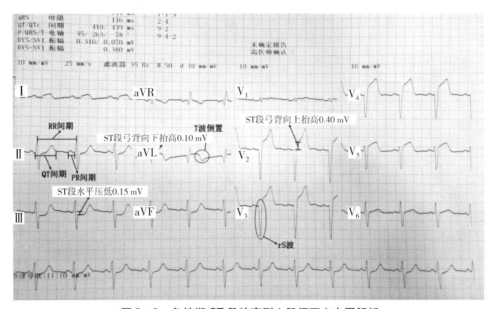

图 5-2　急性期 ST 段抬高型心肌梗死心电图解析

2　心电图解析结果

$V_1 \sim V_5$ 导联时 ST 段弓背向上抬高，提示广泛前壁心肌梗死。

3　临床诊断

冠心病，急性广泛前壁，侧壁心肌梗死，心功能 Ⅰ 级（按照 Killip 分级）。

4　心肌梗死治疗策略

心肌梗死治疗策略有：①抗血栓形成；②抗心绞痛；③开通血管；④改善心功能；⑤调脂护胃。

5　PCI 术开通闭塞冠脉

PCI 术开通闭塞冠脉见图 5-3 至图 5-7。

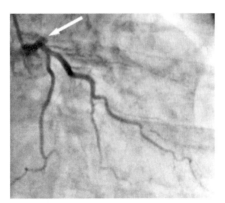
图 5-3 前降支近段完全闭塞

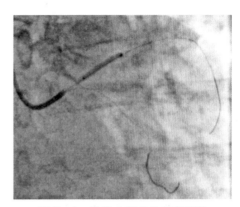
图 5-4 前降支闭塞处球囊扩张

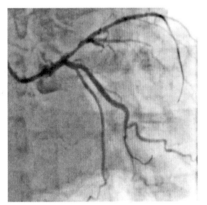
图 5-5 球囊扩张后造影

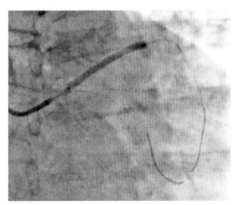
图 5-6 植入支架 1 枚

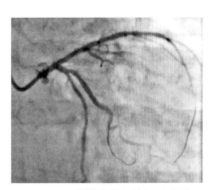
图 5-7 前降支支架植入后造影

ST 段抬高型心肌梗死各期心电图的特点见图 5-8。

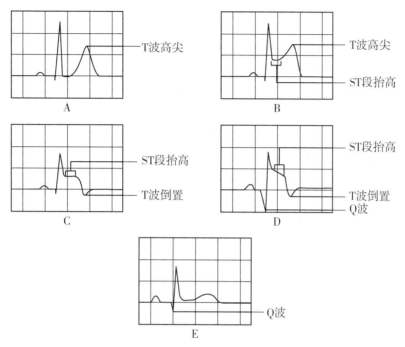

A：超急性期；B：急性早期；C：急性期（后期）；D：演变进展期；E：陈旧期。

图 5-8 ST 段抬高型心梗各期改变

ST 段抬高型心肌梗死各期特点如下。

（1）超急性期。起病数小时内，T 波可无异常或异常高大，出现直立高尖波形。

（2）急性期。数小时后，ST 段明显抬高，逐渐呈弓背向上，与直立的 T 波连接；数小时到 2 天内，病情演变进展，出现病理性 Q 波，R 波减低。

（3）亚急性期。早期未予及时治疗干预，ST 段抬高持续数日至 2 周左右，逐渐降至基线水平，T 波变为平坦或倒置。

（4）慢性期。数周至数月后，T 波呈 V 型，两肢对称，波谷尖锐；T 波倒置可永久存在。Q 波逐渐消失或部分永久存在。

急性期 ST 段抬高型心肌梗死解析见图 5-9。

（1）节律。RR 间期相对不等，最长 RR 间期为 0.88 s，最短 RR 间期为 0.76 s。

（2）心率。心率为 73 次/分，节律不规整。

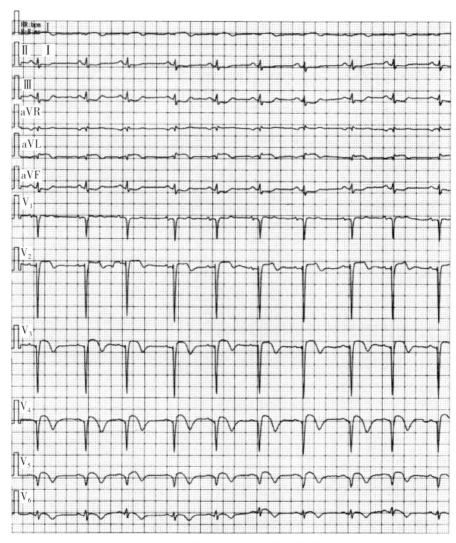

图 5-9　急性期 ST 段抬高型心肌梗死

（3）P 波。P 波存在，Ⅱ 导联时 P 波时间为 0.10 s，电压为 0.15 mV。

（4）QRS 波。QRS 波时间为 0.09 s，V_1、V_4、V_5 导联时出现病理性 QS 波，V_2、V_3 导联时出现 qrS 波。

（5）ST 段。$V_1 \sim V_6$ 导联时 ST 段呈弓背向上抬高 0.05～0.30 mV。

（6）T 波。$V_2 \sim V_6$ 导联时 T 波倒置。

（7）QT 间期。QT 间期为 0.40 s。

（8）PR 间期。PR 间期为 0.12 s。

超急性期心肌梗死解析见图 5-10。

（1）节律。RR 间期的节律相等，RR 间期明显延长。

（2）心率。心率为 38 次/分，节律不规整。

（3）P 波。P 波存在，Ⅱ 导联时 P 波时间为 0.08 s，电压为 0.15 mV。

(4) QRS 波。QRS 波时间为 0.08 s，V_1、V_2 导联时呈 rS 型。

(5) ST 段。Ⅱ、Ⅲ、aVF 导联时 ST 段呈弓背向下抬高，Ⅰ、aVL、$V_1 \sim V_5$ 导联时 ST 段呈明显压低 $0.05 \sim 0.40$ mV。

(6) T 波。Ⅱ、Ⅲ、aVF 导联时 T 波高耸，Ⅰ、aVL 导联时 T 波倒置，$V_2 \sim V_5$ 导联时 T 波双向。

(7) QT 间期。QT 间期为 0.50 s。

(8) PR 间期。PR 间期为 0.72 s，房室分离。

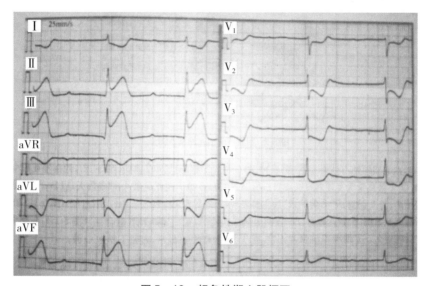

图 5-10 超急性期心肌梗死

急性期 ST 段抬高型心肌梗死见图 5-11。

(1) 节律。RR 间期的节律相等。

(2) 心率。心率为 94 次/分，节律规整。

(3) P 波。P 波存在，Ⅱ导联时 P 波时间为 0.10 s，电压为 0.25 mV。

(4) QRS 波。QRS 波时间为 0.12 s，Ⅱ、Ⅲ、aVF 导联时呈 rS 型，$V_1 \sim V_4$ 出现病理性 Q 波。

(5) ST 段。V_2、V_3 导联时 ST 段呈弓背向上抬高；V_4、V_5 导联时 ST 段呈弓背向下抬高。

(6) T 波。$V_1 \sim V_6$ 导联时 T 波低平或倒置。

(7) QT 间期。QT 间期为 0.36 s。

(8) PR 间期。PR 间期为 0.14 s。

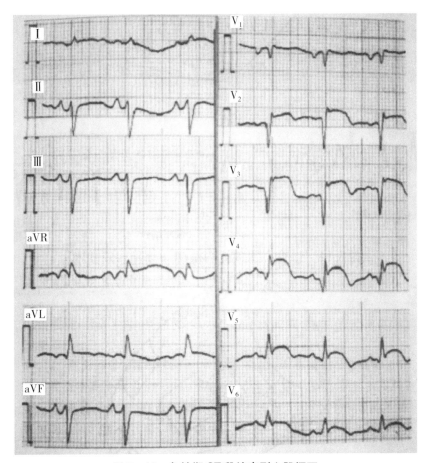

图 5-11 急性期 ST 段抬高型心肌梗死

亚急性期 ST 段抬高型心肌梗死见图 5-12。

（1）节律。RR 间期的节律相等。

（2）心率。心率为 100 次/分，节律规整。

（3）P 波。P 波存在，Ⅱ 导联时 P 波时间为 0.09 s，电压为 0.2 mV。

（4）QRS 波。QRS 波时间为 0.06 s，aVL、$V_1 \sim V_3$ 导联时病理性 Q 波仍存在。

（5）ST 段。$V_1 \sim V_3$ 导联时 ST 段呈弓背向上抬高 0.05～0.20 mV，抬高幅度较急性期减小；Ⅱ、Ⅲ、aVF 导联时 ST 段呈弓背向下抬高 0.05～0.10 mV。

（6）T 波。Ⅰ、aVL、$V_2 \sim V_6$ 导联时 T 波倒置。

（7）QT 间期。QT 间期为 0.36 s。

（8）PR 间期。PR 间期为 0.12 s。

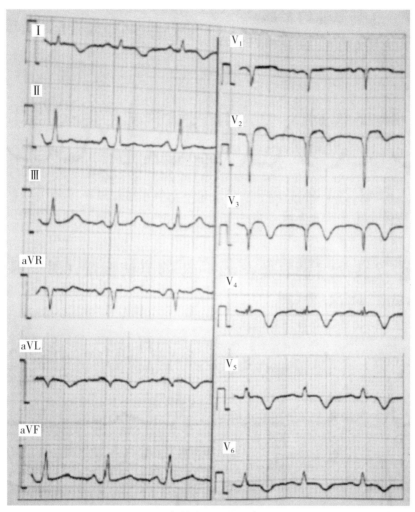

图 5-12 亚急性期 ST 段抬高型心肌梗死

心肌梗死陈旧期心电图见图 5-13。

（1）节律。RR 间期相等。
（2）心率。心率为 79 次/分，节律规整。
（3）P 波。P 波存在，Ⅱ 导联时 P 波时间为 0.10 s，电压为 0.2 mV。
（4）QRS 波。QRS 波时间为 0.11 s，Ⅱ、Ⅲ、aVF、V$_1$～V$_2$ 导联时病理性 Q 波长期存在。
（5）ST 段。陈旧性心肌梗死的 ST 段基本恢复正常。
（6）T 波。陈旧性心肌梗死的 T 波基本恢复正常。
（7）QT 间期。QT 间期为 0.36 s。
（8）PR 间期。PR 间期为 0.14 s。

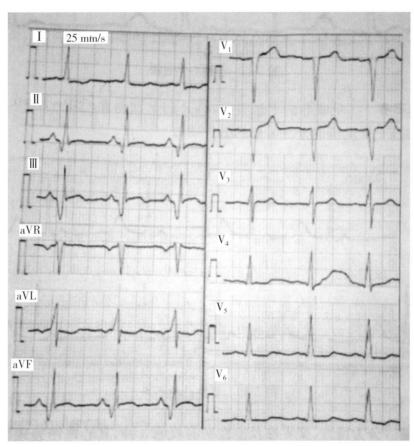

图 5-13 心肌梗死陈旧期

（李公信）

第二节 广泛前壁心肌缺血、心肌梗死心电图病例解析

一、前壁 ST 段抬高型心肌梗死心电图动态演变过程（缺血期、超急性期、急性期、陈旧期）病例解析

【病史简介】男性患者，48 岁，突发胸痛伴大汗 1 h，持续性胸痛不缓解。既往有高血压病史，未规律服药。体型肥胖，抽烟 20 余年，2 包/天。

【体格检查】心率为 62 次/分，律齐，于各瓣膜听诊区未闻及病理性杂音。

【检验结果】CK-MB 为 50 IU/L，TnT 为 0.52 μg/L。

体表十二导联心电图见图 5-14。

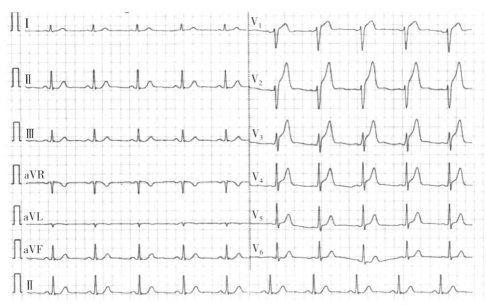

图 5-14 体表十二导联心电图

1 体表十二导联心电图解析

（1）节律。RR 间期规整。

（2）心率。心率为 62 次/分。

（3）P 波。P 波清晰可见，Ⅰ、Ⅱ、aVF 导联时 P 波直立，aVR 导联时 P 波倒置，提示窦性心律。

（4）QRS 波。在各导联形态和间期中，QRS 波正常。

（5）ST 段。$V_1 \sim V_4$ 导联时斜行抬高 0.2～0.5 mV。

（6）T 波。V_2 导联时 T 波的振幅为 1.5 mV，V_3 导联时为 1.0 mV；胸导联时正常 T 波振幅不超过 1.0 mV。

（7）QTc 间期。QTc 间期为 411 ms［根据 Bazett 公式 QT/sqrt（RR）计算］。

2 心电图解析结果

窦性心律，急性前壁 ST 段抬高型心肌梗死超急性期（结合心肌酶谱的检查结果）。

3 临床诊断

急性前壁 ST 段抬高型心肌梗死，心功能Ⅱ级（按照 Killip 分级）。

4 急性心肌梗死治疗策略

尽快进行血运重建，在急诊室行冠脉造影和 PCI 术或溶栓治疗。

5 冠脉造影结果分析

冠脉造影结果见图 5-15。

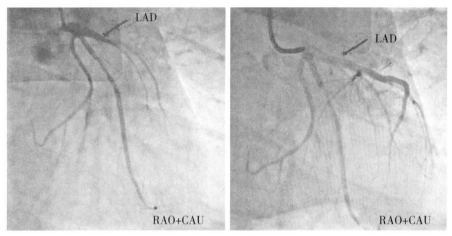

图 5-15 冠脉造影结果

冠脉造影结果显示：前降支次全闭塞，成功行经皮冠状动脉腔内血层形成术及支架植入术。

综上所述，急性心肌梗死超急性期心电图特点为：T 波高尖，伴或不伴 ST 段抬高。需与高钾血症和早期复极综合征的心电图相鉴别。

（吴宏超）

二、前壁非 ST 段抬高型心肌梗死心电图动态演变过程（急性期、陈旧期）病例解析

【病史简介】女性患者，46 岁，胸闷气促 4 天，加重伴胸痛 1 天。患有高血压、糖尿病 5 年余，未规律服药。

【体格检查】心率为 91 次/分，律齐，于各瓣膜听诊区未闻及病理性杂音。

【检验结果】CK-MB 为 23.4 IU/L，TnT 为 0.146 μg/L。

心电图检查见图 5-16。

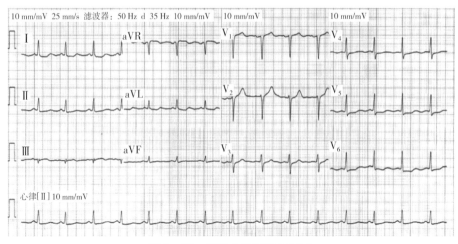

图 5-16 体表十二导联心电图

1 体表十二导联心电图解析

（1）节律。RR 间期规整。

（2）心率。心率为 91 次/分。

（3）P 波。P 波清晰可见，Ⅰ、Ⅱ、aVF 导联时 P 波直立，aVR 导联时 P 波倒置，提示窦性心律。

（4）QRS 波。QRS 波在各导联时其形态和间期正常。

（5）ST 段。Ⅰ、Ⅱ、Ⅲ、aVL、aVF、$V_5 \sim V_6$ 导联时 ST 段压低约 0.05 mV。

（6）T 波。Ⅱ、Ⅲ、aVF 导联时 T 波低平。

（7）QTc 间期。QTc 间期为 390 ms［根据 Bazett 公式 QT/sqrt(RR) 计算］。

2 心电图解析结果

窦性心律，急性非 ST 段抬高型心肌梗死（结合心肌酶谱检查结果）。

3 临床诊断

急性非 ST 段抬高型心肌梗死，心功能Ⅱ级（按照 Killip 分级）。

4 急性心肌梗死治疗策略

尽快行冠脉造影术，根据造影结果，必要时行急诊血运重建术。此类型心肌梗死不建议进行溶栓治疗。

5 冠脉造影结果分析

冠脉造影结果显示：右冠中段重度狭窄，成功行 PTCA 及支架植入术（图 5-17）。

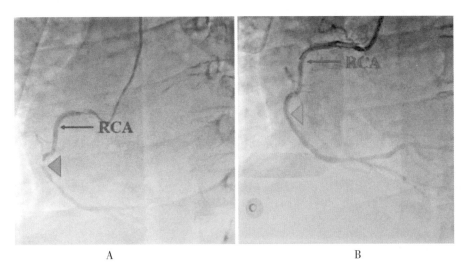

图 5-17 冠脉造影结果

综上所述，急性非 ST 段抬高型心肌梗死心电图特点为：①无病理性 Q 波，普遍性 ST 段压低，但 aVR 导联时 ST 段抬高，T 波低平。②无病理性 Q 波，也无 ST 段改变，仅有 T 波倒置改变。①和②可能不同时存在。临床诊断需结合心肌酶谱和临床症状。

（吴宏超）

第四编 其他异常心电图病例解析

第六章 心房肥大心电图病例解析

第一节 左心房肥大心电图病例解析

【病史简介】男性患者，73 岁。发现血压升高 7 年，无胸闷、气促。
【体格检查】心率为 60 次/分，心律齐，于各瓣膜听诊区未闻及病理性杂音。
体表十二导联心电图检查见图 6-1。

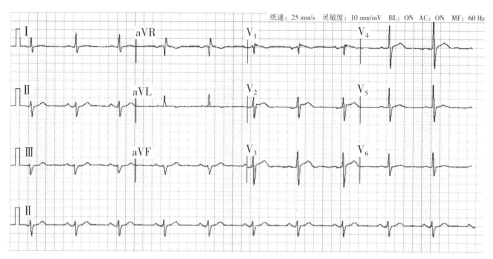

图 6-1 体表十二导联心电图

1 体表十二导联心电图解析

（1）节律。为窦性心律，RR 间期相等。

（2）心率。心率约为 60 次/分。

（3）P 波。P 波在 Ⅱ 导联时增宽，为 124 ms。PR 间期为 188 ms。V_1 导联时出现以负向波为主的正负双向 P 波，Ptf_{V_1} 绝对值大于 $0.04\ mm \cdot s^{-1}$。

(4) QRS 波。V_1 导联时 QRS 波呈 rSr′型，时限为 114 ms（不完全性右束支传导阻滞）。

(5) ST 段。ST 段无偏移。

(6) T 波。T 波的形态正常。

(7) QTc 间期。QTc 间期为 396 ms。

2　心电图解析结果

为窦性心律，左房扩大，存在不完全性右束支传导阻滞。

3　临床诊断

高血压病 3 级，极高危组，左房扩大。

4　左房扩大治疗策略

左房扩大见于引起左房负荷增重的疾病，如风湿性心瓣膜病二尖瓣狭窄、高血压病、心肌病等。治疗策略在于基础疾病的治疗。

综上所述，左房扩大心电图特点为：①P 波增宽，时间延长大于或等于 0.11 s；除 Ⅱ 导联外，可见于 Ⅰ 、aVF、aVL 导联。P 波可呈双峰，峰间距大于 0.04 s。②V_1 导联时出现以负向波为主的正负双向 P 波，Ptf_{V_1} 绝对值大于 0.04 mm·s^{-1}。

（赵强　李丽）

第二节　右心房肥大心电图病例解析

【病史简介】男性患者，55 岁，反复出现咳嗽、咳痰、气促 10 余年，近年来出现双下肢水肿。

【体格检查】心率为 111 次/分，心律齐，于剑突下闻及 2/6 收缩期吹风样杂音。

心电图检查结果见图 6-2。

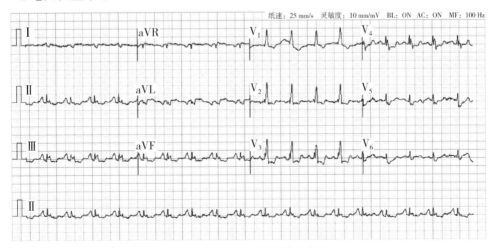

图 6-2　体表十二导联心电图

1 体表十二导联心电图解析

体表十二导联心电图解析（图6-3）如下。

（1）节律。为窦性心律，RR间期相等。

（2）心率。心率约为111次/分。

（3）P波。Ⅱ、Ⅲ、aVF导联时P波高尖，振幅为0.3 mV；P波时间为88 ms；PR间期为160 ms。

（4）QRS波。$V_1 \sim V_3$导联时QRS波呈rsR′型，时限为110 ms（不完全性右束支传导阻滞）。电轴右偏+115°。

（5）ST段。Ⅱ、Ⅲ、aVF、$V_1 \sim V_4$导联时ST段水平型或下斜型压低0.05～0.20 mV。

（6）T波。Ⅰ、Ⅱ、Ⅲ、aVF、$V_1 \sim V_3$导联时T波低平或倒置。

（7）QTc间期。QTc间期为450 ms。

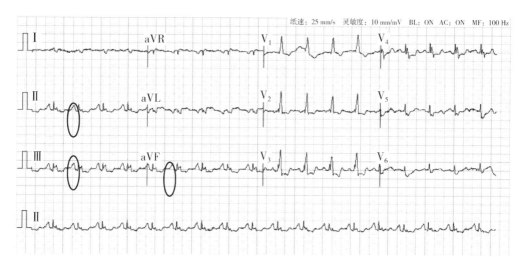

图6-3 心电图解析

2 心电图解析结果

为窦性心动过速，右房扩大，存在不完全性右束支传导阻滞，ST-T改变，QT间期延长。

3 临床诊断

慢性阻塞性肺疾病，慢性肺源性心脏病，右心扩大，窦性心动过速，不完全性右束支传导阻滞。

4 左房扩大治疗策略

右心房扩大见于引起右心房负荷增重的疾病，如先天性心脏病（房间隔缺损、法洛四联症、肺动脉狭窄等）、肺源性心脏病、原发性肺动脉高压等。治疗策略在于基础疾病的治疗。

综上所述，右房扩大心电图特点为：①P波电压增高，肢体导联时P波大于或等于0.25 mV、胸前导联时P波大于或等于0.20 mV；②P波时限大于或等于100 ms；③临床上必须具备引起右心房扩大的病因才能诊断。

（赵强　李丽）

第三节　左右心房肥大心电图病例解析

【病史简介】 男性患者，83岁。发现血压升高20余年；有慢性咳嗽、咳痰、气促病史10余年。

【体格检查】 心率为63次/分，心律齐，于各瓣膜听诊区未闻及病理性杂音。

心电图检查见图6-4。

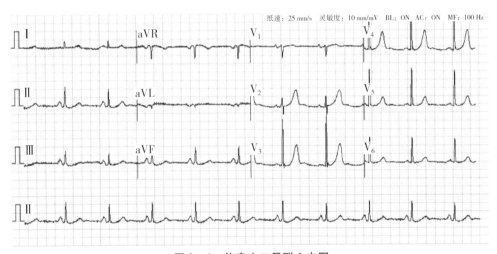

图6-4　体表十二导联心电图

1　体表十二导联心电图解析

（1）节律。为窦性心律，RR间期相等。

（2）心率。心率约为63次/分。

（3）P波。Ⅱ、Ⅲ、aVF导联时P波增宽，为120 ms；P波呈双峰，峰间距为0.04 s。Ⅱ、Ⅲ、aVF导联时P波高尖，大于0.25 mV。PR间期为136 ms。V_1导联时出现以负向波为主的正负双向P波，Ptf_{V_1}绝对值大于$0.04\ mm \cdot s^{-1}$。

（4）QRS波。aVL导联时出现异常Q波。

（5）ST段。Ⅱ、Ⅲ、aVF导联时ST段水平型压低0.10 mV左右。

（6）T波。T波大致正常。

（7）QTc间期。QTc间期为402 ms。

2　心电图解析结果

心电图解析结果为：窦性心律、双心房扩大、ST段改变。

3　临床诊断

临床诊断为：高血压病3级，极高危组，慢性阻塞性肺疾病，慢性肺源性心脏病，双心房扩大，左心室肥厚。

4 左房扩大治疗策略

双心房扩大见于同时引起左心房和右心房负荷增重的疾病，该病例表现为高血压病合并慢性肺源性心脏病。治疗策略在于基础疾病的治疗。

综上所述，双心房扩大心电图特点为：①P波增宽，时间延长大于或等于0.11 s；P波可呈双峰；V_1导联时出现负向波为主的正负双向P波，Ptf_{V_1}绝对值大于0.04 mm·s^{-1}。②P波电压增高，肢体导联时P波大于或等于0.25 mV、胸前导联时大于或等于0.20 mV。③临床上具备引起双心房扩大的病因。

（赵强　李丽）

第七章 先天性心脏病法洛四联症心电图病例解析

【病史简介】女性患者，5岁，患儿父母代诉患儿在出生后平时哭闹即出现气促、口唇及肢端发绀，当时未做处理；患儿长大会行走后不能持续行走，每走约20 m后有蹲踞现象，活动剧烈后颜面部甚至出现发绀，并伴有呼吸困难。无咳粉红色泡沫痰，无晕厥，发育落后于同龄儿童。

【体格检查】患儿的口唇及四肢肢端发绀，有杵状指。于心前区可触及震颤，心界稍向左下扩大。心律齐，P_2稍亢进，于胸骨左缘3～4肋间可闻及5/6级粗糙的收缩期杂音。

心电图检查见图7-1。

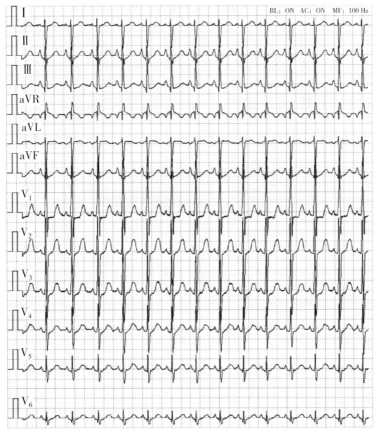

图7-1 体表心电图

1 体表十二导心电图解析

（1）节律。节律整齐。

（2）心率。RR 间期相等，约为 12 小格，约等于 0.48 s，心率约为 125 次/分。

（3）P 波。P 波在 Ⅰ、Ⅱ、aVF、V_5 导联时直立，在 aVR 导联时倒置。PR 间期大于 0.12 s，符合窦性心律特点。Ⅱ、Ⅲ、aVF 导联时 P 波尖而高耸，其振幅大于或等于 0.25 mV，同时，V_1 导联时 P 波直立，振幅大于或等于 0.15 mV，提示右心房肥大。

（4）QRS 波。V_1 导联时 R/S≥1，V_5 导联时 S 波比正常加深，aVR 导联的 R/q≥1。$RV_1 + SV_5 > 1.05$ mV，RaVR > 0.5 mV。心电轴右偏达到 +131°，提示重度右偏。综合以上几点，提示右心室存在高电压，右心室肥大。

（5）ST 段。ST 段基本正常。

（6）T 波。T 波基本正常。

（7）QTc 间期。QTc 间期 393 ms [根据 Bazett 公式 QT/sqrt(RR) 计算]。

2 心电图解析结果

窦性心动过速，电轴极度右偏，右心房肥大，右心室存在高电压。

3 术前心脏超声影像

术前心脏超声影像见图 7-2。

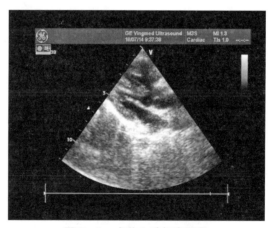

图 7-2 术前心脏超声影像

心脏超声影像提示：右心增大，右心室壁增厚。房间隔未见明确回声中断，IVS 与 LVPW 逆向运动，搏幅正常。主动脉增宽、前移，主动脉前壁与室间隔连续性中断 12 mm，主动脉骑跨在室间隔上，约为 50%。主动脉瓣开放、关闭尚可。肺动脉瓣回声偏强，开放受限，肺动脉狭窄。M 型二尖瓣呈双峰，前后叶逆向，E-E 间距相等。

彩色及频谱多普勒特征为：心室水平可见红蓝彩双向分流信号。右心室流出道、肺动脉内见收缩期高速蓝五彩血流信号，v_p 为 4.5 m/s，肺动脉瓣跨瓣压差为 80 mmHg。

4 临床诊断

临床诊断为法洛四联症。

5 法洛四联症治疗策略

一旦确诊为法洛四联症，应尽快进行手术治疗。

6 根治手术后心脏超声影像

根治手术后心脏超声影像见图7-3。

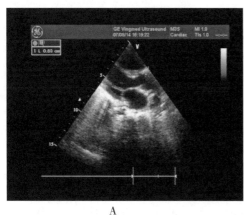 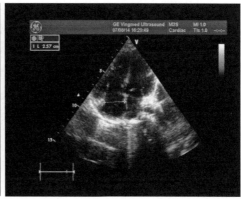

A：胸骨旁长轴切面；B：心月尖回腔心切面。

图7-3 术后心脏超声影像

心脏超声影像提示：各心房、心室腔内径在正常范围，心室壁不厚，心室间隔、心房间隔连续性好，心室壁运动协调，搏幅正常。未见明确节段性心室壁运动异常。主动脉不宽，管壁欠光滑，搏幅正常。房室瓣、半月瓣未见增厚，开放关闭尚可。提示为M型：二尖瓣双峰，前后叶逆向运动，E-E间距相等。

（邓金龙）

第八章　肺栓塞的心电图病例解析

【病史简介】男性患者，63 岁，因反复出现呼吸困难 2 周，加重 1 天入院，既往有下肢静脉炎病史。

【体格检查】心率为 101 次/分，呼吸为 25 次/分，血压为 132/70 mmHg，神志清醒，口唇发绀。于双肺可闻及少许湿性啰音；心律齐，P_2 亢进，P_2 大于 A_2。

【辅助检查】血气分析：P_{CO_2} 为 33.0 mmHg，P_{O_2} 59.3 mmHg，D－二聚体为 3.0，肌钙蛋白 T 浓度小于 0.05 ng/mL。

肺动脉增强 CT 见图 8-1。

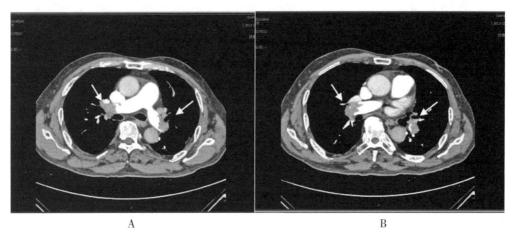

A、B 为不同截面。

图 8-1　肺动脉增强 CT

心电图检查见图 8-2。于左右肺动脉干及各叶段肺动脉分支见广泛充盈缺损，左右肺动脉干近乎闭塞（见图 8-3 细箭头）。

1　体表十二导联心电图解析

体表十二导联心电图解析（图 8-3）如下。

（1）节律。RR 间期相等。

（2）心率。心率为 100 次/分，电轴右偏。

（3）P 波。Ⅰ、Ⅱ、aVF、V_5 导联时 P 波直立，aVR 导联时 P 波倒置。Ⅰ导联时 S 波加深，Ⅲ导联时出现 Q 波及 T 波倒置。

（4）QRS 波。Ⅰ导联时 QRS 波呈 rS 型（S 波深为 5 mm），Ⅲ导联时 QRS 波呈 qR 型，V_1 呈 Rs 型。

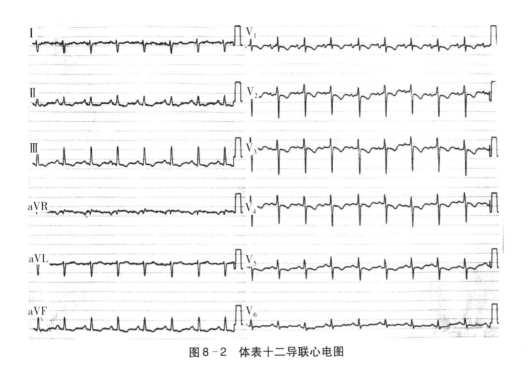

图 8-2 体表十二导联心电图

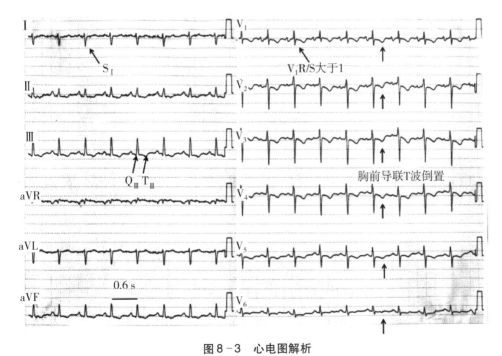

图 8-3 心电图解析

(5) ST 段。$V_1 \sim V_6$ 导联时 ST 段呈水平压低 $0.05 \sim 0.10$ mV。

(6) T 波。Ⅲ、$V_1 \sim V_6$ 导联时 T 波倒置或低平。

2　心电图解析结果

心电图解析结果为：窦性心动过速；$S_I Q_{III} T_{III}$；$V_1 R/S > 1$；Ⅱ、Ⅲ、aVF、$V_1 \sim V_6$ 导联时 T 波倒置。

3　临床诊断

临床诊断为：急性肺栓塞，窦性心动过速，电轴右偏，ST-T 改变。

4　治疗策略

给予抗凝、溶栓等治疗。

（邓金龙）

第九章 电解质紊乱心电图病例解析

第一节 高钾血症心电图病例解析

【病史简介】 男性患者，67岁，因四肢无力伴头晕半天入院。既往病史为：1个月前因左侧大量胸腔积液入住胸外科，诊断为心力衰竭。出院后口服氢氯噻嗪 25 mg，每天 3 次；口服螺内酯 20 mg，每天 3 次；口服氯化钾缓释片 0.5 g，每天 3 次。未监测血钾。

经急诊入院，心电图检查见图 9-1。

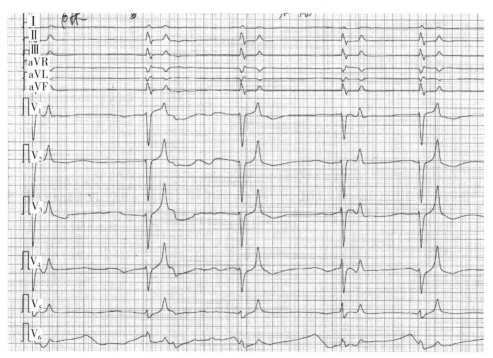

图 9-1 体表心电图

患者入院时的生化检查结果：K^+ 浓度为 9.63 mmol/L，肌酐浓度为 422 μmol/L。

1 体表十二导联心电图解析

（1）P 波。未见 P 波。

（2）QRS 波。QRS 波时限为 0.14 s（为完全性左束支传导阻滞图形）；胸导联时 R 波递增不良。

（3）心率。心率显著过缓，25～35 次/分。

（4）节律。RR 间期不齐。

（5）T 波。所有导联中 T 波显著高尖。ST 段相对正常。

患者入院后病情进一步加重，复查生化的结果为：K^+ 浓度为 9.94 mmol/L。再次复查的体表心电图见图 9-2。

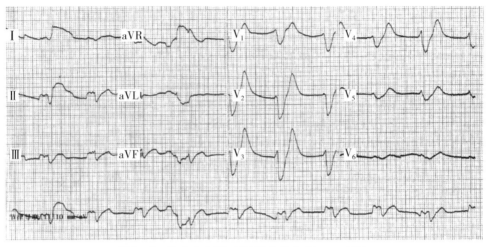

图 9-2　体表心电图（K^+ 浓度为 9.94 mmol/L）

心电图分析如下。

（1）P 波。未见 P 波。

（2）QRS 波。QRS 波进一步增宽，时限为 0.24 s（为完全性左束支传导阻滞图形）；R 波进一步降低，S 波加深。

（3）心率。心率为 60 次/分。

（4）节律。RR 间期整齐。

（5）T 波。所有导联中 ST 段与 T 波融合。

2　心电图解析结果

（1）血清中的 K^+ 浓度大于 8.0 mmol/L，心房肌已被高钾血症所抑制，窦房结的起搏功能尚存在，此时的窦性激动经过结间束达到房室结进入心室，心电图上 P 波虽消失，但 QRS 波群规则出现（图 9-2），被称为窦室传导节律。

（2）当血清 K^+ 浓度在 10 mmol/L 时，心室肌去极化普遍受到抑制，室内传导异常缓慢，QRS 波群压低、变宽，出现宽深的 S 波，增宽的 QRS 波群可与 T 波融合而呈正弦形。

3　临床诊断

临床诊断结果为高钾血症。

4　高钾血症治疗策略

（1）快速纠正高钾血症。行血液透析。

（2）去除病因。停用补钾保钾药物，改善肾功能。

5 结果

透析后心电图见图9-3。

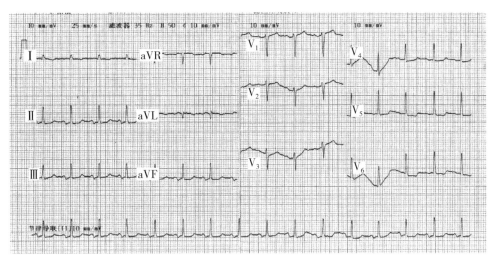

图9-3 透析后心电图

6 高钾血症心电图演变特点

高钾血症心电图演变特点如下。

（1）当血清中的K^+浓度为5.5～6.0 mmol/L时，将导致电位3相时间缩短，坡度陡峻，心电图的T波高耸，QT间期缩短。

（2）当血清中的K^+浓度为6.0～7.0 mmol/L时，心肌细胞静期膜电位上移，0相上升速度减慢，心电图上表现为QRS增宽，呈心室内阻滞图形。

（3）当血清中的K^+浓度为7.0～7.5 mmol/L时，心房肌受到抑制，P波振幅减小，QRS增宽更明显。

（4）当血清中的K^+浓度大于8.0 mmol/L时，心房肌已被高钾血症所抑制，窦房结的起搏功能尚存在，此时的窦性激动经过结间束达到房室结进入心室，心电图上P波虽消失，但QRS波群规则出现，称为窦室传导节律。

（5）当血清中的K^+浓度大于10 mmol/L时，心室肌普遍受到抑制，室内传导异常缓慢，增宽的QRS波群可与T波融合而呈正弦形。可发生室性心动过速、心室扑动、心房颤动等，但较多出现缓慢性室性心律、心室停搏。

（宋旭东）

第十章 药物对心电图的影响

第一节 洋地黄效应心电图病例解析

【病史简介】 女性患者，45 岁，因既往诊断风湿性心脏病、心力衰竭 10 年，长期服用地高辛 0.125 mg，每天 1 次，无明显不适。测得地高辛浓度为 1.90 ng/mL。K^+ 浓度为 3.22 mmol/L，左心室射血比例为 36%。

【体格检查】 体温为 37.1 ℃，心率为 62 次/分，呼吸为 16 次/分，血压为 140/70 mmHg。肺部听诊时可闻及少许湿啰音，心律绝对不齐，第一心音强弱不等，脉搏短绌。可心尖区可闻及 3/6 级舒张中晚期隆隆样杂音，无震颤。肺动脉区可闻及 2/6 级收缩期喷射音。下肢轻度水肿。

心电图检查见图 10-1。

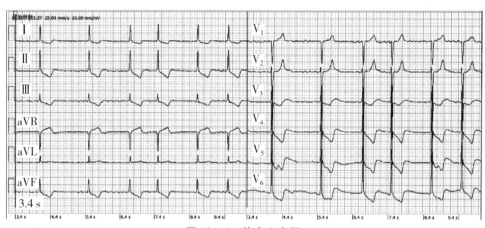

图 10-1 体表心电图

1 体表十二导联心电图解析

（1）节律。RR 间期绝对不等。

（2）心率。节律不规则，算出一条 6 s 时段的心电图有多少个 R 波，然后乘以 10；或算出一条 3 s 时段的心电图有多少个 R 波，然后乘以 20。本张心电图有 30 个大格（0.2 s×30=6 s），包括 6 个 R 波，心率约为 60 次/分。

（3）P 波。未见明显 P 波，代之以细小 f 波。

（4）QRS 波群。QRS 电轴 40°。QRS 波时限为 104 ms，$R_{V_5} + S_{V_1} = 5.69$ mV。

(5) ST 段与 T 波。Ⅰ、Ⅱ、Ⅲ、aVF、$V_3 \sim V_6$ 导联时 ST 段呈下斜型下降，并与 T 波上肢融合形成鱼钩样。

(6) QTc 间期。QTc 间期为 554 ms。

2 心电图解析结果

心电图解析结果为心房颤动，ST-T 呈钩样，QT 间期延长。

（钟赟　李国强）

第二节　洋地黄中毒心电图病例解析

一、洋地黄中毒导致频发、多源的室性期前收缩

【病史简介】男性患者，52 岁，因"反复活动后气短，伴双下肢水肿 3 年余，加重 4 天"入院。3 年前，曾在外院行超声心动图检查，提示全心扩大、左心室壁运动弥漫减低、左心室射血百分比为 31%。诊断为扩张性心肌病。予地高辛 0.125 mg（每天 1 次），培哚普利 2 mg（每天 1 次），螺内酯 20 mg（每天 1 次），呋塞米 20 mg（每天 3 次）治疗，症状好转，日常活动无明显影响。1 周前，因感冒咳嗽，到社区医院抗感染治疗（具体不详）。4 天前气促、双下肢水肿症状加重，转到心内科以进一步治疗。测得地高辛浓度为 2.56 ng/mL，K^+ 浓度为 2.92 mmol/L。

【体格检查】体温为 36.8 ℃，脉搏为 101 次/分，呼吸为 20 次/分，血压为 104/60 mmHg。于双肺底可闻及散在湿啰音。心界向双侧扩大，心率为 105 次/分，心律稍不齐。双下肢具中度凹陷性水肿。

心电图检查见图 10-2。

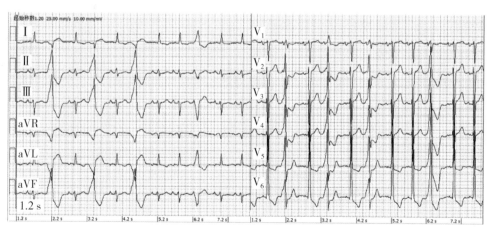

图 10-2　体表十二导联心电图

1 体表十二导联心电图解析

(1) 节律。RR 间期不等，QRS 波提前出现。

(2) 心率。节律不规则，心率约为 105 次/分。

(3) P 波。Ⅰ、Ⅱ、Ⅲ、aVF 导联时 P 波直立，aVR 导联时 P 波倒置，aVL 先呈负向后呈正双向，V_1 先呈正向后呈负双向。PR 间期为 172 ms。

(4) QRS 波。QRS 电轴 −26°。QRS 波时限为 110 ms。$R_{V_5} + S_{V_1} = 4.6$ mV。可见多形宽大、畸形 QRS 波提前出现，形态不一。

(5) ST 段与 T 波。正常下传 QRS 波。$V_5 \sim V_6$ 导联时 ST 段呈下斜型下降，并与 T 波上肢融合形成鱼钩样。

(6) QTc 间期。QTc 间期为 376 ms。

2　心电图解析结果

心电图解析结果为窦性心动过速，室性期前收缩（多源性），ST-T 呈鱼钩样。

二、在窦性心律的基础上，应用洋地黄后出现窦性停搏、逸搏心律

未应用洋地黄时，体表十二导联心电图（图 10 − 3）解析为：P 波在 Ⅱ、Ⅲ、aVF 导联时直立，aVR 导联时倒置。V_1 导联时先呈正向后呈负双向，为窦性心律；心率为 87 次/分；PR 间期为 178 ms；QRS 电轴 −20°。QRS 波时限为 90 ms。ST-T 改变。QTc 间期为 370 ms。

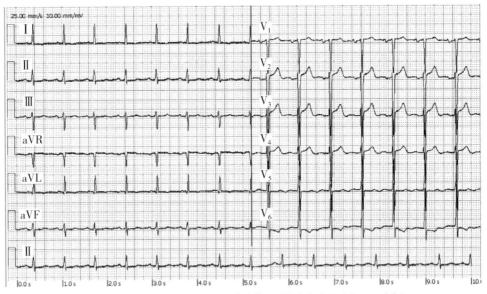

图 10 − 3　体表心电图（未用洋地黄，K^+ 浓度为 2.92 mmol/L）

应用洋地黄后，体表十二导联心电图解析为：各导联中未见 P 波；心率为 42 次/分，律齐，QRS 电轴 80°。QRS 波时限为 118 ms。QTc 间期为 394 ms（图 10 − 4）。

洋地黄是治疗心力衰竭和室上性心律失常的重要药物，该药通过影响心肌细胞静息电位，影响心肌的除极和复极，使心电图出现特征性变化。

(1) 洋地黄效应。洋地黄效应并不意味洋地黄中毒，其心电图特征如下。

A. 鱼钩状波形形成。在 QRS 波主波向上的导联，ST 段和 T 波共同形成一个前支

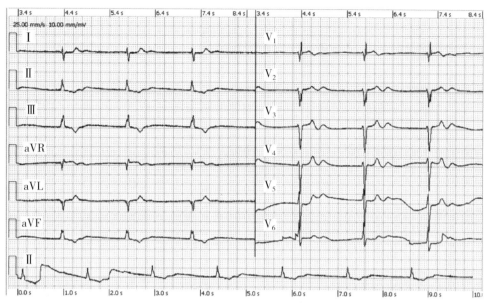

图 10-4 体表心电图（洋地黄浓度为 2.03 ng/mL，K^+ 浓度为 3.34 mmol/L）

长、斜形下垂，后支稍短，突然升起的鱼钩状波形（图 10-5）。最先出现的改变在以 R 波为主的导联中，以 Ⅰ、Ⅲ、aVF 导联及左胸导联最为明显。

【病例简介】 男性患者，50 岁，因心力衰竭入院，K^+ 浓度为 2.92 mmol/L。应用洋地黄后，出现窦性停搏和交界性逸搏心律。

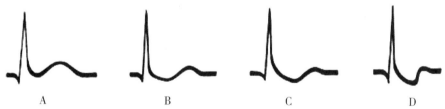

A：T 波低平；B：T 波正负双向；C：T 波倒置；D：T 波倒置，伴 ST 段斜型压低。
ST 段与 T 波融合呈"鱼钩"形。

图 10-5 洋地黄效应典型改变示意

B. T 波正负双向改变。在 QRS 波主波向下的导联，ST 段轻度向上抬高，T 波呈正负双向。

C. Q-T 间期缩短。

（2）洋地黄中毒。造成洋地黄中毒的直接原因为：①药剂量过大；②心肌对洋地黄药物的耐受性降低；③大量排钾利尿剂的应用，引起电解质紊乱，尤其是引发低血钾症。

此外，心肌缺氧、严重的心肌病变、显著的心脏扩大等，均可使心肌对洋地黄的耐受量降低，更易发生洋地黄中毒。在洋地黄中毒表现中，最具威胁的毒性反应为心律失常，有时可与胃肠道症状及神经精神症状并存。

洋地黄中毒的心电图主要表现如下。

（1）室性期前收缩二联律。以室性期前收缩最多见，如用药前无期前收缩，用药过程出现室性期前收缩二联律，为洋地黄中毒证据。

（2）室性心动过速。往往在频发、多源、成对出现的室性期前收缩后发生。

（3）心室颤动。一旦发生，立即引起猝死，室性心动过速往往为其先兆。

（4）房性心律失常。可引起房性心动过速伴房室传导阻滞，也可出现心房扑动和心房颤动。

（5）加速的交界性逸搏心律（非阵发性交界性心动过速）。心房颤动合并有加速的交界性逸搏心律对诊断洋地黄中毒具有很高特异性。

（6）房室传导阻滞。可发生于窦性心律的基础上，也可发生在心房颤动或房性心动过速基础上。原为心房颤动，应用洋地黄后出现逸搏心律伴高度完全性或三度房室传导阻滞，为洋地黄中毒表现。

（钟赟　李国强）

第五编　起搏器心电图基础理论介绍及病例解析

第十一章　起搏器心电图基础理论介绍及病例解析

一、起搏器概述

起搏器是指用人工方法暂时性或永久性地发出低能量电脉冲刺激心脏，使之产生有效搏动，借以治疗缓慢型心律失常或快速型心律失常。心脏起搏器由脉冲发生器和通过导线与之相连的电极组成。

二、心脏起搏常用名词

心脏起搏常用名词见表 11-1。

表 11-1　心脏起搏常用名词

起搏部位	感知部位	感知方式	程控功能	抗心动过速
心房	心房	T-触发	P-简单程控	P-起搏
心室	心室	I-抑制	M-多参数	S-电击
心房+心室	心房+心室	D-抑制+触发	R-频率适应	D-P+S

三、起搏器的分类

（1）单腔起搏器。①非同步心房起搏器；②P波触发型起搏器；③P波抑制型起搏器；④非同步心室起搏器；⑤R波触发型起搏器；⑥R波抑制型起搏器。

（2）双腔起搏器。①心房同步心室起搏；②心房同步心室抑制型起搏器；③双腔非同步起搏器；④房室顺序心室抑制型起搏器；⑤双腔按需型起搏器；⑥室万能型起搏器。

（3）三腔及多腔起搏器。

四、单腔起搏器的时间间期

（1）低限频率间期。①起搏间期，也称为基础起搏频率间期，为连续两个刺激信号之间的时间间距。②逸搏间期，即刺激信号与其前一个自身心室除极波（如 QRS 波）之间的间期。一般情况下，起搏间期多小于逸搏间期。③由逸搏间期所决定的频率为滞后频率，一般起搏间期多小于逸搏间期，因此滞后频率小于起搏频率，该现象称为滞后。

(2) 心室不应期（verctricular refractory period，VRP）。心室不应期指发放起搏脉冲或感知自身心室激动后心室感知放大器对外来信号不感知的一段时间。此信号包括 T 波和心室脉冲后电位。分为心室空白期和非空白心室区。

(3) 警觉期。警觉期也称为应激期，警觉期内起搏器能感知到心脏自身电活动。该间期起于不应期滞后，到下一个起搏或感知事件出现（图 11-1）。

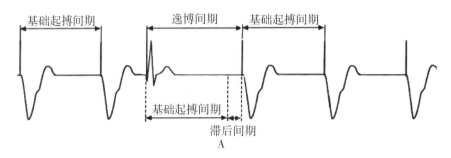

A

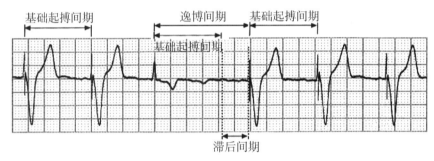

B

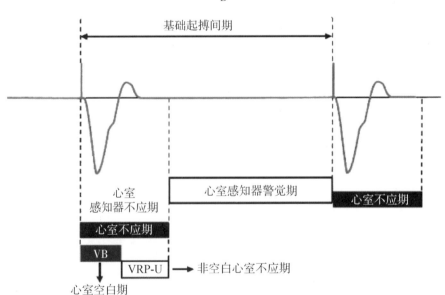

C

A：起搏器各时间间期；B：起搏间期与滞后间期、远搏间期关系；C：起搏间期与心室感知器不应期、心室感知警觉期的关系。

图 11-1 单腔起搏器时间间期介绍

五、双腔起搏器间期

（1）AV 间期。AV 间期又被称为房室间期，相当于心脏自身的 PR 间期，是指在一次感知或起搏心房事件后起搏器在起搏心室前等待自身心室波出现的时间。

（2）心房逸搏间期。心房逸搏间期又被称为 VA 间期，指起搏心室或感知心室自主电活动后发放下一次心房脉冲之间的间期，也就是心室事件后起搏器等待心房自身波出现的时间间期（图 11-2）。

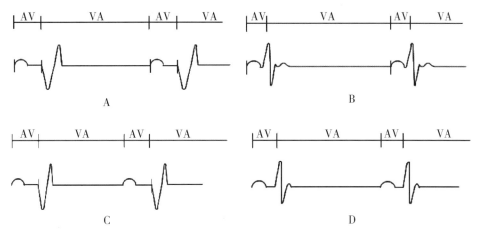

A：心房心室顺序性起搏；B：心房起搏心室感知；C：心房感知心室起搏；
D：心房感知心室感知。

图 11-2 双腔起搏器 4 种形式

（3）低限频率间期。低限频率间期又被称为基础起搏频率，低限频率间期为两个心室或心房事件之间的最长间期，其目的是维持心脏搏动频率不低于设定的低限频率。低限频率间期 = AV 间期 + VA 间期。

（4）心室空白期。心室空白期是指紧跟一个心房刺激脉冲后，心室感知电路发生的短暂不应期，约为 20 ms，在此间期内，其他信号均不被心室电路感知。心室空白期由发出的心房脉冲所启动，而感知心房后不触发该间期。

（5）心室后心房不应期。心室后心房不应期是指感知心室信号或发出心室脉冲后心房感知电路暂时关闭的一段时间，该时期内心房事件或心室不应期内的心室事件都不会影响起搏器计时间期。

（6）总心房不应期。总心房不应期是指心房通道感知事件不引起心室跟踪起搏的一段时间（图 11-3）。

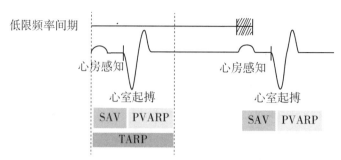

图 11-3 心室后心房不应期及总心房不应期

六、临床相关心电图病例解析

缓慢性心律失常心电图病例解析及起搏模式如下。

（一）病例 1

男性患者，71 岁，因头晕、黑矇 1 个月入院，体表心电图见图 11-4。

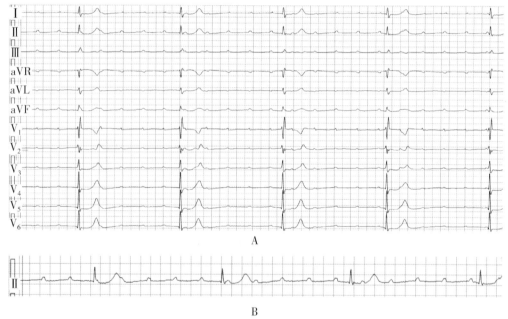

A：常规十二导联心电图；B：A 图中 II 导联放大心电图。

图 11-4 体表心电图

1 心电图分析

从图 11-4 可见，十二导联心电图显示 P 波顺序发生，PP 间期整齐，PP 间期为 0.52 s，心房率为 115 次/分，QRS 波匀齐出现，RR 间期固定为 2.5 s，心室率为 24 次/分，P 波与 QRS 波的出现无固定的时间关系，心房率大于心室率，符合三度房室传导阻滞特点；在 V_1 导联电波形呈 rSR 型，考虑存在不完全性右束支传导阻滞。

2 临床心电图诊断

心律失常，三度房室传导阻滞。

3 三度房室传导阻滞治疗策略

该患者三度房室传导阻滞，心率通常较慢，并且伴有头晕、黑矇等临床症状，是起搏治疗的Ⅰ类适应证，应及早给予临时或永久起搏器治疗。

4 术中起搏器的脉冲及电极的位置

术中起搏器的脉冲及电极的位置见图11-5。

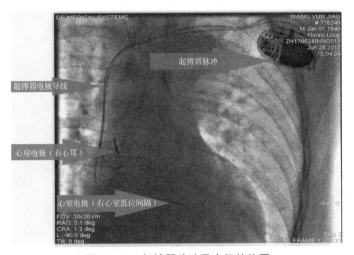

图11-5 起搏器脉冲及电极的位置

5 起搏器置入术后心电图

起搏器置入术后心电图见图11-6。

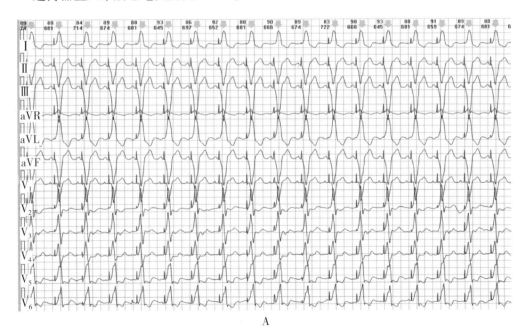

A

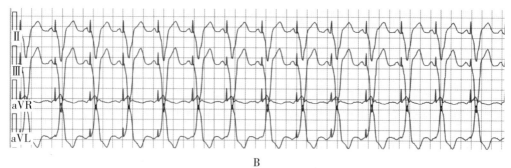

A：起搏器术后十二导联心电图；B：Ⅱ、Ⅲ、AVR、AVF 导联放大心电图。

图 11-6　起搏器置入术后心电图

6　心电图分析

在图 11-6B 中，P 波为自身窦性 P 波，PP 间期 680 ms，心率为 88 次/分，每个窦性 P 波后均跟有起搏 QRS 波。图 11-6 为 DDD 起搏器自动形成的一种工作模式。该模式形成的条件为自身心房率在起搏器的上下频率之间，自身的 PR 间期大于 AV 间期。AV 间期（PV 间期）为 120 ms。

7　心电图诊断

（1）三度房室传导阻滞，起搏器术后。

（2）VAT 工作模式，心房感知好，心室起搏好。

（二）病例 2

男性患者，83 岁，出现头晕 1 个月，常规心电图见图 11-7。

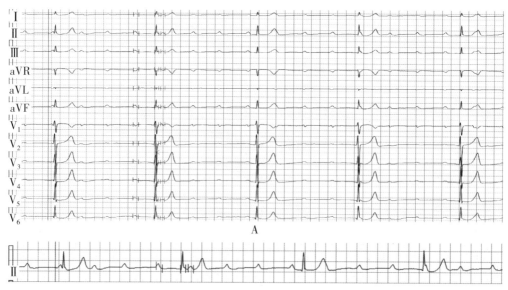

A：常规十二导联心电图；B：Ⅱ导联放大心电图。

图 11-7　常规心电图

1 心电图解析

(1) 图 11-7B 中，十二导联心电图显示 P 波顺序发生，PP 间期齐，PP 间期为 0.6 s，心房率为 100 次/分，QRS 波匀齐出现，RR 间期固定为 2.36 s，心室率为 25 次/分，P 波与 QRS 波的出现无固定的时间关系，心房率大于心室率，符合三度房室传导阻滞特点。

(2) 临床心电图诊断。心律失常，三度房室传导阻滞。

(3) 三度房室传导阻滞治疗策略。该患者三度房室传导阻滞，心率较慢，并且伴有头晕等临床症状，是起搏治疗的Ⅰ类适应证，应及早给予永久起搏器治疗。由于经济问题，患者选择安置单腔起搏器。

(4) 术中起搏器的脉冲及电极的位置见图 11-8。

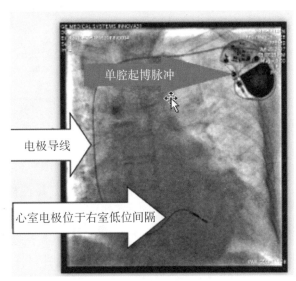

图 11-8　单腔起搏器术中电极放置

(5) 起搏器置入术后心电图见图 11-9。

A. 心电图分析。图 11-9B 中，Ⅱ导联可见窦性 P 波，PP 间期 680 ms，均未下传至心室。心室 QRS 波宽大畸形，起始部均可见起搏信号，起搏间期 1 000 ms，起搏频率 60 次/分。在Ⅰ、AVL 导联中，QRS 向上呈 R 型，在Ⅱ、Ⅲ、aVF 导联主中，波方向向下，在胸前导联中，QRS 波主波类似左束支阻滞图形，为右心室低间隔部起搏心电图。

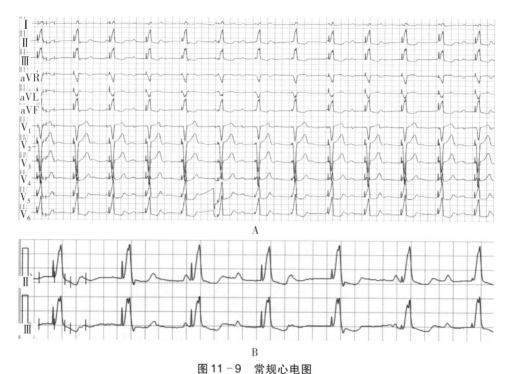

图 11－9 常规心电图

A：起搏器术后十二导联心电图；B：Ⅱ、Ⅲ导联放大心电图。

B. 心电图诊断。①三度房室传导阻滞，起搏器术后；② R 波抑制型起搏模式，起搏功能良好。

（三）病例 3

男性患者，72 岁。时有头晕、黑矇 1 年。动态心电图见图 11－10。

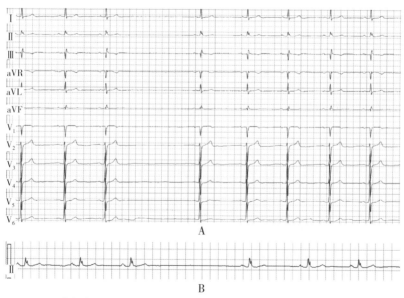

A：常规十二导联心电图；B：图 11－10A 的 Ⅱ 导联时放大后的心电图。

图 11－10 动态心电图

1　心电图解析

窦性心律（平均心率43次/分），图11-10中第3个P波下传后出现一个中间无P波及QRS波的长PP间期（3 s），且长PP间期与正常窦性PP间期之间不成整数倍，故考虑窦性心动过缓、窦性停搏。

（2）临床诊断。临床诊断为病态窦房结综合征。

（3）病态窦房结综合征的临床治疗策略。若无心动过缓所致的相关症状，则定期随访复查；对于有症状的病窦患者，应接受起搏器治疗，予置入双腔起搏器。

（4）术后起搏心电图分析见图11-11。

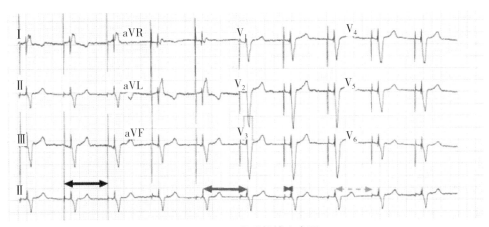

图11-11　术后起搏心电图

A. 心电图分析。为房室顺序性起搏，P波、QRS波均为起搏形成，DDD模式，是双腔起搏器的一种自动工作模式，形成的条件为患者自身的心房率、心室率均小于DDD起搏器的下限频率，自身的PR大于起搏器设置的AV间期。本图AV间期为160 ms，AA间期与VV间期均为1 000 ms，VA间期为800 ms，基础起搏间期为1 000 ms，基础起搏心率为60次/分。

B. 心电图诊断。①病态窦房结综合征，起搏器植入术后；②DDD起搏模式，心房心室起搏正常。

综上所述，起搏器主要用于治疗有症状的心动过缓，包括病态窦房结综合征及房室传导阻滞。

病态窦房结综合征心电图特点为：在窦性心律时呈持续的、严重的窦性心动过缓，频率一般低于50次/分，常有窦性停搏、窦房传导阻滞，可有逸搏、逸搏心律出现。

三度房室传导阻滞心电图特点为：心房与心室活动互不相关；PP距离和RR距离各自相等，心室率慢于心房率。心室率为40～60次/分，QRS波群可正常或增宽。

（四）病例4

女性患者，76岁，反复出现头晕、黑矇3年，动态心电图见图11-12。

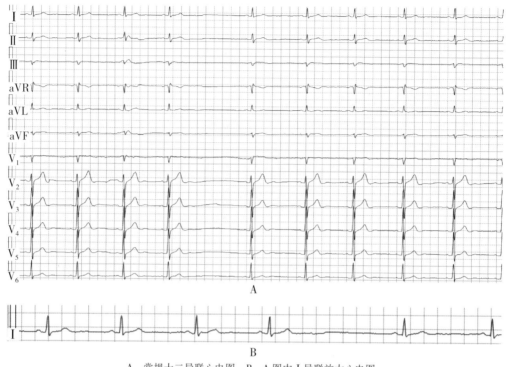

A：常规十二导联心电图；B：A 图中 I 导联放大心电图。

图 11-12 动态心电图

1 心电图解析

窦性心律（平均心率 49 次/分），图中第 4 个 P 波下传后出现一个中间无 P 波及 QRS 波的长 PP 间期（2 s），且长 PP 间期与正常窦性 PP 间期之间不成整数倍，故考虑窦性心动过缓、窦性停搏。

2 临床诊断

病态窦房结综合征。

3 病态窦房结综合征的临床治疗策略

若无心动过缓所致的相关症状，则定期随访复查。有症状的病窦患者应接受起搏器治疗，予置入双腔起搏器。

4 术后起搏模式分析

（1）心电图分析（图 11-13）。出现图 11-13B 中未出现窦性 P 波，每个心房起搏脉冲后均继有起搏心房 P^1 波，提示心房起搏良好。P^1 波经房室结下传形成正常 QRS 波，为 AAI 起搏模式，AR 间期为 200 ms，AA 间期固定为 680 ms，起搏频率为 88 次/分。

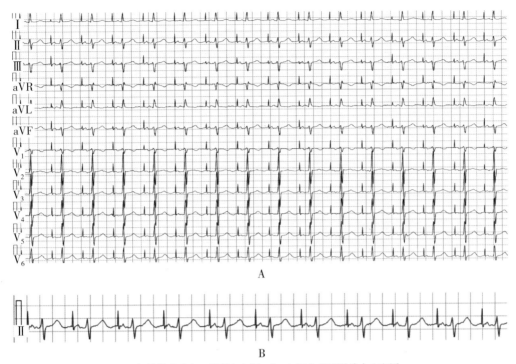

A：起搏器术后十二导联心电图；B：A图中Ⅱ导联放大心电图。

图 11-13 动态心电图

（2）诊断。①病态窦房结综合征，起搏器术后；②AAI起搏模式，起搏功能正常。

（张福伟　陈漠水）